慢性病 预防与调理

——学做自己的调理师

主　编　聂　红

副主编　冯奕斌　何蓉蓉　孙　立　赵　静　曾河坤

编　者（按姓氏笔画排序）

马佳琪（暨南大学）	孔　尚（暨南大学）	邓丽娟（暨南大学）
龙利娜（暨南大学）	卢单华（暨南大学）	叶开和（暨南大学）
冯奕斌（香港大学）	司徒永立（暨南大学）	刘玉娟（暨南大学）
刘俊珊（南方医科大学）	刘敏如（成都中医药大学）	汤　丹（广东药科大学）
孙　立（暨南大学）	孙　洁（暨南大学）	李长健（暨南大学）
李佩洋（暨南大学）	杨　丽（暨南大学）	何蓉蓉（暨南大学）
汪婷婷（暨南大学）	易梦琴（暨南大学）	罗　卓（暨南大学）
周　丹（暨南大学）	周玖瑶（广州中医药大学）	郑智仁（香港浸会大学）
郑锶思（暨南大学）	赵　静（澳门大学）	赵梓钧（暨南大学）
赵婷婷（暨南大学）	侯晓杰（贵州中医药大学）	聂　红（暨南大学）
郭永智（暨南大学）	涂龙芳（暨南大学）	萧　苑（暨南大学）
曾河坤（暨南大学）	魏寒梅（暨南大学）	

人民卫生出版社

·北京·

图书在版编目（CIP）数据

慢性病预防与调理：学做自己的调理师 / 聂红主编
. —北京：人民卫生出版社，2023.6（2024.9 重印）

ISBN 978-7-117-34805-8

Ⅰ.①慢… Ⅱ.①聂… Ⅲ.①慢性病—中医治疗法
Ⅳ.①R242

中国国家版本馆CIP数据核字（2023）第094918号

人卫智网	www.ipmph.com	医学教育、学术、考试、健康，
		购书智慧智能综合服务平台
人卫官网	www.pmph.com	人卫官方资讯发布平台

慢性病预防与调理——学做自己的调理师

Manxingbing Yufang yu Tiaoli——Xuezuo Ziji de Tiaolishi

主　　编：聂　红
出版发行：人民卫生出版社（中继线 010-59780011）
地　　址：北京市朝阳区潘家园南里 19 号
邮　　编：100021
E - mail：pmph @ pmph.com
购书热线：010-59787592　010-59787584　010-65264830
印　　刷：廊坊一二〇六印刷厂
经　　销：新华书店
开　　本：710×1000　1/16　印张：11
字　　数：169 千字
版　　次：2023 年 6 月第 1 版
印　　次：2024 年 9 月第 2 次印刷
标准书号：ISBN 978-7-117-34805-8
定　　价：52.00 元
打击盗版举报电话：010-59787491　E-mail：WQ @ pmph.com
质量问题联系电话：010-59787234　E-mail：zhiliang @ pmph.com
数字融合服务电话：4001118166　E-mail：zengzhi @ pmph.com

声　明

　　《慢性病预防与调理——学做自己的调理师》及关联慕课《中药药理学——学做自己的调理师》中各类慢性病的诊断和中西药物介绍内容,包括使用剂量等仅供读者参考,因个体有差异,如有不适请前往正规医院就诊。请勿擅自随意服用药物(特别是处方药)或擅自变更现有药物治疗方案(须经正规医院医生诊断后决定)。对于因此而引发的一切后果及相关法律责任,本书编写人员及出版社概不负责。

　　特此声明。

编　者

2022 年 10 月 25 日

主编简介

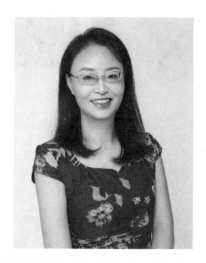

　　聂红,暨南大学药学院教授、博士研究生导师、博士后合作导师,曾任美国耶鲁大学访问教授。广东省一流课程负责人,获"南粤优秀教师"称号。目前兼任中华中医药学会中药实验药理分会副主任委员、广东省中医药学会中药实验药理专业委员会主任委员等。主要从事神经药理学及名优中成药二次开发等工作,主持国家自然科学基金、国家自然科学基金国际(地区)合作研究项目(中德基金)、科技部"重大新药创制"国家科技重大专项子课题等5项,企业合作课题20余项。担任全国普通高等中医药院校药学类专业"十三五"规划教材《中药药理学(第2版)》、全国中医药行业高等教育"十三五"创新教材《中药药理学(英文版)》等5部教材的副主编,为《慢性病预防与调理——学做自己的调理师》主编,参与编写教材与专著25部,发表SCI论文60余篇。获发明专利授权14项,2021年获得中国产学研合作创新奖,2022年获教育部高等学校科学研究优秀成果奖(科学技术)技术发明奖二等奖。

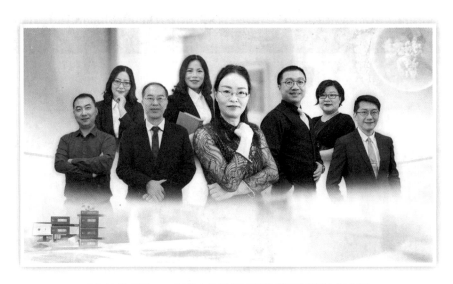

《中药药理学——学做自己的调理师》慕课授课教师合影

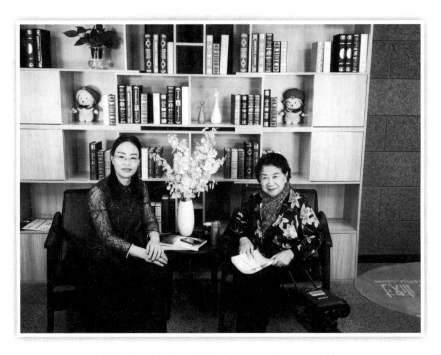

聂红教授与刘敏如国医大师一起拍摄慕课花絮

序

　　《慢性病预防与调理——学做自己的调理师》一书是聂红教授根据其提倡并力行的"慕课"课程为基础主编的一部著述。

　　我有幸先读本书书稿，反复学习，琢磨内容，不时咨询，商榷疑难，深受裨益。同时了解到本书配套的"慕课"是一门由粤港澳大湾区多所知名高校及医疗机构的多位中医药资深专家、国医大师、教授、科研新锐、临床医生共同打造，面向全社会的在线开放课程。该课程由十个单元组成，主要以中医"治未病"思想为指导，内容包括对高尿酸血症、肥胖、癌症、冠心病、脑卒中、高脂血症、高血压、糖尿病等慢性病的防护调理，强调早诊断、早治疗、早调理，对生活方式、饮食习惯、各年龄阶段运动处方、药膳食疗方法选择和制作、中医养生保健知识、现代医学对常见慢性疾病的药物治疗方法和药物选择（谨遵医嘱）注意事项、指导自我调理的正确理念和易行的调理方法、提高康养质量等进行重点论述，举一反三，以示一斑。

　　课程自开放以来效果良好，受到广大听课者的赞扬和同行的肯定，聂教授慧识此机，力行组织暨南大学何蓉蓉、孙立、杨丽、叶开和，香港大学的冯奕斌，香港浸会大学的郑智仁，澳门大学的赵静等教学及临床经验丰富的资深教授、专家，追踪国内外常见慢性病的最新研究进展，合力组织撰写成一部针对常见慢性疑难病的诊治与调理的大众读物。

　　我熟知聂红教授是一位优秀的具有中医学、中药学、药理学、中药药理学等知识背景、功底扎实的医、教、研复合型人才，综合能力强，接受新事物快，努力为中医学术发展守正创新，硕果其丰，她和她的编者是编写本书的人才基础。

也许有人认为此书编写的体例及内容结构类似教材,我却认为正因是在教材实践基础上撰写的,内容理论联系实际,高端与普及相结合,既能提供高端读者深研,又能引导一般读者做好自己的健康调理师,两者兼顾,难能可贵。本书的前沿性、实用性、普及性、科学性也正源于此,编写的特色与特点亦在于此,也正是本书编者的初衷所在。

　　特此欣为本书作序,并真诚推荐给读者。

成都中医药大学

2022年12月22日

前　言

随着国民经济的发展，人民生活水平的提高，生活方式和膳食结构的变化，以高血压、高脂血症、高血糖（糖尿病）、高尿酸血症、冠心病、癌症、脑卒中以及肥胖等为代表的一系列慢性非传染性疾病（以下简称慢性病）呈井喷态势爆发，严重影响国人身心健康、耗费社会资源。因此提前对慢性病易患人群进行提醒、教育，并教授具体的预防与调理知识，对降低慢性病的发病率、致残率与死亡率，减轻患者痛苦、改善患者生活质量，降低医疗资源与社会资源的消耗，推进健康中国建设具有重要意义。

本书为中英双语慕课《中药药理学——学做自己的调理师》（又名《慢性病预防与调理》）配套用书，配套慕课每个视频均不超过15分钟，方便利用碎片化时间进行学习，并配有线上教学配套资源和数字化教学服务（在线教学、作业及考试），最大程度地满足现代读者的阅读习惯，也方便读者单用本书进行自学。

本书以中医"治未病"思想为指导，以预防和调理常见慢性病为目的，引导读者从生活方式选择和改变、饮食习惯调整、各年龄段患者的运动处方、药膳食疗方法选择和制作、中医养生保健知识、现代医学对常见慢性疾病的药物治疗方法和药物选择注意事项（谨遵医嘱）等方面，通过掌握通俗易懂、方便实用的各种调理方法和预防知识，学做自己身体的调理师。

本书共分为十章。第一章为绪论，系统介绍学习该课程的必要性，并对授课内容与常见慢性病调理误区进行简要陈述。第二至十章以常见慢性病为出发点，从定义、临床表现、诊断方法与标准到生活方式调理、运动调理、饮食调理、现代医学治疗、中医药治疗等多个方面，对高血压、高脂血症、糖尿病、高尿酸血症、"四高"共病、冠心病、癌症、脑卒中、肥胖九大类慢性疾病的特点、预防与调理方法进行阐述。全书采用科普化的表达方式，有助于帮助零基础的读者建立预防为主、防微杜渐的理念，将疾病消灭在萌芽状态，及时预防及正确调理身体，以防把小病拖成大病、重病，掌握正确关爱自己及家人的秘籍。

本书适合所有关心自己及家人健康及对常见慢性病有学习了解需求的人群，如生活无规律的青年人，工作繁忙、忽视自身健康的中年人，缺乏医药相关知识的学生和中老年人，以及对各种慢性疾病调理存在认识误区的人群，特别是处于亚健康状态的人群。（特别提示：在各种慢性病的常见药物治疗中，无论是中药还是西药，均应谨遵医嘱正确使用。不同药物有不同的服用方法和注意事项，用药前请读者务必要经医生评估并谨遵医嘱，切勿自己盲目找药、擅自服药、自行增加或减少药量或轻易尝试一些国内尚未上市的新药、新疗法。）

本书在编写过程中获得了暨南大学各位同仁的大力支持，亦获得粤港澳大湾区多家高校的专家教授的帮助及支持，更承蒙首位女国医大师刘敏如教授为本书作序并亲临演播间参与访谈节目的录制，在此一并表示由衷的感谢。由于本书为初版，难免有错漏之处，敬请各位前辈、同行专家及读者不吝赐教，以便再版时进行修订。

聂　红

2022年10月25日

目　录

第一章
绪 论

第一节　为什么要学习慢性病预防与调理？

ER 1　中药药理学

学做自己的调理师
课程介绍

　　相信每个人都这么想过，想要老得慢一点，再慢一点，并拥有一个强健的体魄，长期保持身体健康，毕竟身体是革命的本钱。但是现实却很残酷，越来越多的70后、80后、90后甚至00后，已经步入了高血压、高脂血症、高血糖等慢性病高发的行列。

　　慢性病是指以高血压、高脂血症、冠心病、脑卒中以及糖尿病、痛风、癌症、肥胖症等为代表的慢性疾病。对于慢性病的调理来说，预防才是重中之重，不生病才是最高的境界。早在两千多年前的《黄帝内经》中就提出了"正气存内，邪不可干"的预防医学理论和"治未病"的概念。在《素问·四气调神大论》中写道："是故圣人不治已病治未病，不治已乱治未乱，此之谓也。夫病已成而后药之，乱已成而后治之，譬犹渴而穿井，斗而铸锥，不亦晚乎！"好的医生治病都重视提前预防，在疾病萌芽时就要将之歼灭于无形，病情还没有发展时就要配合早期调理。如果等到疾病形成再去治疗，就好像口渴了才去挖井，要开战了才去制造兵器，岂不是太晚了吗？唐代名医孙思邈在此基础上又提出了"上工治未病,中工治欲病,下工治已病"的策略,意思是高明的医生能够在疾病未发之时及早发现并进行干预,防微杜渐;中等层次的医生在疾病发展呈现一定证候时,辨证论治,将疾病及时控制;低层次的医生往往在疾病出现一系列证候时才对疾病进行补救式治疗。《"健康中国2030"规划纲要》第九章也明确指出,要充分发挥中医药独特优势,使其在常见病、多发病和慢性病防治中发挥独特作用,要大力发展中医非药物疗法。到2030年使得中医药在治未病中的主导作用、在重大疾病治疗中的协同作用、在疾病康复中的核心作用得到充分发挥。因此,中医药"治未病"策略及中医药在对慢性疾病调理的长期临床实践中积累的丰富经验具有独特的价值及显著的效果。

但是,普通人在应对慢性疾病的过程中总是不可避免地踩到各种雷区:有人相信自学成才,然而医学知识复杂晦涩,需要长时间经验积累,不断试错,一旦用错药物极可能产生严重后果;有人认为可以借助网络世界强大的搜索引擎得出最正确的答案,然而网上回答杂乱繁多,不知是真是假,而中医药讲究辨证论治、个体化调理,网络给不出个体化答案。如此种种雷区,不胜枚举,的确让人头疼,不知该如何是好。

那么到底应该怎样做,才能真正帮助人们抵御疾病,重拾健康体魄呢?

我们将在本书中跟随多位中医药资深专家、教授、国医大师、科研新锐、临床医生一起学习一整套常见慢性病的调理方法。本书以中医治未病为指导思想,从生活方式选择和改变、饮食习惯调整、各年龄段患者的运动处方、药膳食疗方法选择和制作、中医养生保健知识和药物治疗方法、现代医学对这些慢性疾病的控制和药物选择注意事项,以及从年轻时就要树立"预防为主,将疾病控制和消灭在萌芽状态"的思想等方面多管齐下,帮助读者远离因生活方式不良导致的慢性病,避免晚年生活中的各种病痛困扰。此外,通过本书与相关联慕课的学习我们还将获得:正确调理常见慢性病的科学方法,改变传统的错误观念;更加了解自己的身体,学会正确关爱自己的秘籍;省时便捷获取健康的方式,在家可以随时学、照着做。如果您和家人正在为怎么抗击慢性病殚精竭虑,面对眼花缭乱的信息无法分辨的话,请您跟随我们一起在本书中学习常见慢性病的预防与调理,成为自己的调理师。我的健康我做主,让我们从日常生活中的点滴做起,一起开始快乐的学习之旅吧!

第二节 常见慢性病简介

ER 2 国医大师访谈

一、慢性病的概念

慢性病主要指以高血压、冠心病、脑卒中、糖尿病、恶性肿瘤、慢性阻塞性肺疾病,以及精神异常和精神病等为代表的疾病,具有病程长、病因复杂、损害健康和社会危害严重等特点。

二、高血压

高血压是指以体循环动脉血压增高为主要特征,可伴有心、脑、肾等器官的功能或器质性损害的临床综合征。

高血压对人类的危害由来久矣。古时候,人们一般把高血压导致的脑血管意外统称为脑卒中,早在几千年前就有记载。电视剧《大军师司马懿之军师联盟》的播出,让人们记住了聪明睿智的司马懿。司马懿和司马昭父子也是有史记载以来最早死于高血压的人。苏联政治家斯大林因为对高血压不太重视,结果死于高血压及其并发症。第二次世界大战时期,美国总统罗斯福也因长期高血压控制不达标而引起心力衰竭。

当非同一日测量的3次血压中收缩压高于140 mmHg,舒张压高于90 mmHg,就属于高血压。健康成年人的心率范围是每分钟60~100次,而

3

3岁以下的小儿常在每分钟100次以上。高血压患者心率超过每分钟80次时就需要进行心率管理。

如收缩压在130~139 mmHg,舒张压在85~89 mmHg,属于临界高血压,即高血压前期,这时不宜急于用药。如果有头晕不适,精神不能集中,睡眠不好等表现,建议先用中医药等方法进行综合调理。中医药对调节精神紧张,改善上述症状十分有效,具有一定的降低血压作用。

长期的高血压如果不能得到及时有效的控制,心脏就会因过度劳累而出现代偿性肥厚扩大,进而出现功能衰竭,这就是高血压心脏病引起的心力衰竭。当脑血管内压力过高,脆弱硬化部分的血管就容易爆裂,导致出血性脑卒中。肾脏中有极丰富的毛细血管网,这种微细的管道在长期高压的影响下会变得狭窄、硬化,使肾毛细血管网排出身体内毒物的功能受损,导致肾衰竭,最终发展为尿毒症。

三、高脂血症

著名相声表演艺术家马季先生因心肌梗死在家中猝然辞世,著名表演艺术家侯耀文先生也因心肌梗死突发而去世。仅时隔一个月,前辽宁足球队主教练王洪礼先生又突发心源性猝死。心肌梗死的元凶就是人们平时不在意的血脂异常,因此,人们应当对血脂给予充分的重视。

血脂正常值为总胆固醇3.1~5.2 mmol/L,甘油三酯0.56~1.7 mmol/L。高脂血症是指血中胆固醇或甘油三酯过高,或高密度脂蛋白胆固醇过低。

高脂血症的危害具体表现为:

1. 肝功能受损

高脂血症长期发展会导致肝功能受损,然后演变为脂肪肝,继而导致肝硬化。

2. 危害冠状动脉

大量脂类物质在血浆中沉积会减慢血液流速。长期黏附在血管壁上则损害动脉血管内皮,形成动脉粥样硬化。

3. 导致冠心病

当动脉粥样硬化形成后,冠状动脉内血流量就会变小,管腔变窄,进而诱发冠心病。

4. 导致高血压

动脉粥样硬化后会诱使肾上腺素分泌增加,升高血压。

四、糖尿病

2004年,47岁的国家一级演员李琦被确诊为糖尿病。王涛是20世纪90年代我国著名乒乓球运动员,退役后由于体重超标,不幸患上2型糖尿病。梁羽生被誉为新派武侠小说的开山祖师,由于常年伏案写作过于辛劳,也在20世纪90年代患上糖尿病,随后心脏病和癌症也接踵而至。

正常情况下,人体可以通过激素和神经这两大调节系统确保血糖的来源与去路保持平衡,使血糖维持在正常水平。正常人的空腹血糖浓度为3.9~6.1 mmol/L,若超过7.0 mmol/L就称为高血糖。2次重复测定空腹血糖均≥7.0 mmol/L则可确诊为糖尿病。

糖尿病并发症是一组由多种病因引起的,以慢性高血糖为特征的终身代谢性疾病,也是影响患者预后的主要因素。大多数糖尿病患者往往死于并发症。

高血糖及其并发症的危害首先是感染。高血糖状态对细菌在体内生长繁殖特别有利,同时高血糖状态也能够抑制白细胞吞噬细菌的能力,使患者的抗感染能力下降。常见的有皮肤、泌尿道、呼吸道感染等。其次是糖尿病酮症酸中毒,多发生在1型糖尿病患者身上。糖尿病患者胰岛素严重不足,脂肪分解加速,生成大量脂肪酸。大量脂肪酸进入肝脏氧化,其中间代谢产物酮体在血中的浓度显著升高,而肝外组织对酮体的利用大大减少,导致高酮血症和尿酮症,最终导致糖尿病肾病。糖尿病肾病也称糖尿病肾小球硬化症,是常见而难治的微血管并发症,也是1型糖尿病患者的主要死因之一。

五、高尿酸血症

高尿酸血症是指在正常嘌呤饮食状态下,男性非同日2次空腹血清尿酸水平高于420 μmol/L,女性高于360 μmol/L。高尿酸血症受到多种因素的影响,与遗传、性别、年龄、生活方式、饮食习惯、药物治疗和经济发展程度等有关。

如今,吃得好、运动少的生活方式渐渐风靡开来。如此一来,很多"贵族病"便不请自来,比如痛风。

痛风是一种古老的疾病,也被称为帝王病、富贵病。马其顿亚历山大大帝、神圣罗马皇帝查理五世与其子西班牙菲利普二世以及英国和法国皇家历史中多位帝王均未逃过痛风的魔爪。即使历史只有200余年的美国也有不少知名案例,如前总统富兰克林就备受痛风的折磨。

高尿酸血症是发生痛风的根本原因,其主要危害为痛风性关节炎。血中尿酸水平越高,痛风发作越频繁,而且发病年龄也越早。高尿酸能够导致肾脏损害,出现痛风肾病和慢性肾衰竭。肾功能受损后,血尿酸排泄减少,又会加重高尿酸血症的病情。尿酸性肾结石常表现为腰痛和血尿。如果结石堵塞了输尿管,还会出现肾积水、血肌酐升高、发热、少尿、无尿等症状。血尿酸水平升高还会增加2型糖尿病的患病风险,高血尿酸水平的糖尿病患者更容易发生糖尿病肾病。

现在很多人都知道喝酒、吃海鲜容易导致痛风,所以美食当前也会注意控制。但另一种常见食物也会造成痛风,却被很多人忽略。那就是我们很多人都喜欢的果汁。

果汁营养丰富,怎么还会诱发痛风呢?

果糖代谢的第一步就涉及嘌呤的生成。果糖摄入得越多,体内嘌呤含量也就越高,最终代谢为尿酸。如果果糖摄入持续过多,则肾脏对尿酸的分泌过程会被抑制,从而导致血液尿酸水平升高,诱发痛风。因此,长期果糖摄入过多也是痛风和高尿酸血症患病率增加的重要原因。

六、冠心病

曾经创作了大型情景喜剧《我爱我家》的演员梁左,因突发心肌梗死在北京家中去世,年仅44岁。曾经风靡全世界的美国流行歌坛巨星迈克尔·杰克逊也因心脏病突然发作去世,终年50岁。

冠心病,全称为冠状动脉粥样硬化性心脏病,是冠状动脉血管发生动脉粥样硬化病变,进而引起血管腔狭窄或阻塞,造成心肌缺血缺氧或坏死而导致的心脏病。冠心病是一种男性患者多于女性患者的疾病,其发病率相当高。

冠心病患者的症状通常表现为胸闷、胸痛、气短、乏力、心前区疼痛累及胸骨下沿和肩痛等,易导致心绞痛、心肌梗死,以及可能因为心肌缺血导致各种心律失常、心脏扩大和心力衰竭。其中最严重的心律失常是心室颤动,临床上表现为突然死亡。此外,冠心病往往给患者带来沉重的心理负担,存在多种心理痛苦,如主观的身体不适感较强烈,对生活易悲观忧郁,生活兴趣减退,活动迟钝以及孤独等精神问题。

七、脑卒中

患有脑卒中的世界名人有斯大林、罗斯福、丘吉尔、列宁、撒切尔夫人、小渊惠三、沙龙、卓别林等。

脑卒中,中医学称中风,是由于脑部血管突然破裂或因血管阻塞,导致血液不能流入大脑而引起脑组织损伤的急性脑血管疾病,包括缺血性和出血性卒中。脑卒中具有发病率、致残率、复发率和死亡率高的特点,其死亡原因主要包括蛛网膜下腔出血、高血压脑出血、大面积脑梗死、严重脑干梗死等。全世界每分钟约有3人死于脑卒中,3/4脑卒中患者遗留轻重不等的残疾,1/4遗留严重残疾。我国脑卒中患病率较发达国家低,但是发病率和死亡率均为世界之最。

八、癌症

癌症也属于慢性病的一种。许多名人明星都死于癌症,流行乐坛女歌手阿桑,台湾省一代歌后凤飞飞,美国苹果公司创始人乔布斯皆因癌症辞世。实际上癌症就像高血压、糖尿病一样,只是一种慢性病。癌症并非不治之症,很多癌症可以治愈。我们可以与很多癌症和平共处,也可以通过各种方法自主预防癌症。随着体检的普及,很多患者可以在早期发现从而长期存活,不影响寿命。而部分患者由于发现较晚,或因其病理类型、分期等因素,生存期相对较短。因此目前鼓励癌症患者将其当作慢性病,定期复查、体检,早诊断、早治疗。

九、肥胖

肥胖是一组常见的代谢综合征。当人体摄入热量多于消耗热量时,多余热量以脂肪形式储存于体内。当其量超过正常生理需要量且达到一定值时,遂演变为肥胖症。《中国心血管健康与疾病报告2021》指出,超重与肥胖的患病率与日俱增,儿童尤其明显。肥胖已成为威胁生命的杀手,它可能会导致以下几种疾病:

1. 高血压

肥胖最常见的并发症就是高血压,高血压是心脑血管疾病的重要危险因素,如不及时治疗,会导致严重后果。

2. 冠心病

流行病学调查表明肥胖是导致冠心病发病的危险因素之一;此外,肥胖还会加大心肌梗死、脑卒中的发病率。

3. 糖尿病

当人肥胖到一定程度时,肌肉和脂肪会对胰岛素不敏感,即出现"胰岛素抵抗"的现象。这时胰岛细胞会代偿性地分泌更多的胰岛素来对抗这种现象。数年至数十年后,过度工作的胰岛细胞就会出现衰竭,发展为糖尿病。

4. 睡眠呼吸暂停综合征

大量脂肪堆积容易引起白天嗜睡,夜间睡眠质量差,并出现打鼾、水肿甚至呼吸困难等症状。严重者还会导致睡眠呼吸暂停综合征。

5. 高脂血症

大部分肥胖患者脂肪代谢紊乱,出现高胆固醇血症、高甘油三酯血症等。

6. 骨关节病

肥胖者过度增加的体重,对骨骼和关节是一种额外的负担,容易发生关节炎、肌肉劳损或脊神经根压迫,引起腰腿肩背酸痛,甚至造成关节变形,严重影响肢体活动。

7. 脂肪肝

由肥胖导致的脂肪肝会诱发糖尿病、高血压、冠心病、痛风等疾病。

第三节　慢性病的调理误区

一、概述

很多人正是由于年轻时生活方式不健康,才会在中老年时发生各种慢性病,发展到一定程度就会造成共病等慢性疑难杂症。要想真正做到"知己知彼,百战不殆",就要避免走入生活当中出现的常见慢性病调理误区。

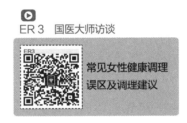

ER 3　国医大师访谈

常见女性健康调理误区及调理建议

二、常见疾病的调理误区

(一)高血压

1. 认为中医药不能降血压

这种看法是不正确的。中医以人为本,中医学认为高血压与其他疾病一样,是由于人体阴阳平衡被打破,导致了阴阳的偏盛偏衰。中医药治疗调理会根据个体差异不同而进行辨证论治。其治疗的目的并非单纯降血压,而是调节人体的阴阳平衡。阴阳平衡了,气血运行正常,血压自然而然就会降下来。

2. 认为中医药一定有副作用

中医药治疗调理高血压是依据个体差异进行辨证论治的。辨证恰当,血压得到控制,副作用自然就少;辨证不当,不仅效果差,也会带来副作用。

3. 血压平稳即停药

人们服用中药调理高血压需逐步递减剂量,血压平稳后可再维持一段时间后慢慢停药。有人在血压恢复正常后马上停药,殊不知高血压的治疗重在"坚持"二字。虽然高血压难以根治,但是通过对血压进行综合管理,采取有效的控制方法,可以达到控制血压的目的。如贸然停药,血压波动幅度大,体内脏器承受不住血压波动就会感到不适,对身体的危害更大。

(二)高脂血症

1. 过分害怕他汀类药物的副作用

很多患者因为害怕他汀类药物的副作用,就拒绝"持久战"。

2. 盲目减少药量

当血脂降到目标水平后,应继续按同等剂量服药维持一段时间。任何一种调节血脂的药物都无法达到"一劳永逸"的效果,一旦停药往往就会恢复到治疗前的水平。

(三)糖尿病

1. 中医无用论

很多人认为中药不能降糖,甚至中药治疗糖尿病及其并发症没有优势。实际上在2型糖尿病以及糖尿病并发症的防治方面,中医药具有很大的应用空间。

2. 身心失调或者身心疾病会导致糖尿病

有些人因为家庭、社会等各种原因导致身心失调,血糖升高,被戴上"糖尿病"的帽子。其实这很可能是因为生活心理压力引起的暂时性血糖升高。如果不积极调整生活方式,最终将走进终身服药的行列。所以当发现自己出现糖尿病初起症状时,不仅要积极就医,而且还要密切关注自己的心情、生活方式等的变化,积极进行干预调整,把疾病消灭在萌芽状态。

3. "西医治标,中医治本",只有中医才能够根治糖尿病

中医对治疗糖尿病有一定效果,但也不能过于夸大中医的治疗效果。过于痴迷中医,很可能会丧失了最佳的糖尿病治疗时机。糖尿病是一种代谢病,也是一种现代病。生活方式、运动、饮食、药膳、中西药物综合控制,才能从根本上治疗糖尿病。

(四)高尿酸血症

1. 只吃药,不调整生活方式

高尿酸血症是一种由生活习惯不良导致的疾病。大量摄入高嘌呤、高油脂的食物,生活、工作压力大,缺乏运动等都和痛风的发病有着密切联系。

2. 体检发现尿酸值偏高,但身体无明显症状就不管不顾

高尿酸血症发展成为痛风的过程是潜移默化的,及时合理地降低尿酸,才能防患于未然。

3. 痛风时快速降低尿酸

当高尿酸血症发展成为痛风时,一些人会很迫切地想要快速降低尿酸,然而没有原则地快速降低尿酸反而会加剧痛风的发作。有些患者在应用降尿酸药物后便自以为从此高枕无忧,而实际"低嘌呤"饮食才是治疗的前提和基础,若不在源头上减少嘌呤摄入,单靠药物无法很好地控制病情。

(五)冠心病

1. 心脏安装支架后就可高枕无忧

心脏安装支架是治疗冠心病的有效手段,也是临床上治疗冠心病最常用的方法之一。越来越多的冠心病患者接受了心脏支架,认为安装支架后就万事大吉。但是安装支架并不等于以后不会复发,还需经过术后生活方式调整和预防才能起到治疗效果。

2. 年轻人不会得冠心病

近年来,冠心病呈现了年轻化的趋势。因此,年轻人也要时刻关注自己的身体状况,定期检查身体和测量血压,以便及早发现和治疗。

3. 冠心病的症状与其他疾病易混淆

部分冠心病患者的早期症状常表现为胃痛,往往被误认为是消化系统

症状而忽视了对心血管的检查和治疗,等到症状加重时再去治疗就会增加难度。

(六)脑卒中

1. 不及时检查调整用药

很多人在治疗脑卒中的过程中只按照医生刚开始叮嘱的剂量吃药,不到医院进行相关指标检测。如在使用抗凝药时,应根据病情不断监测凝血酶原时间,以及适时调整临床用药剂量,否则用药剂量过多会引起出血,用药量不足又会引起血栓。

2. 不按时按量吃药

吃药一定要按时按量,不要想怎么吃就怎么吃,多吃少吃都会影响疗效。一些老年人由于记忆力差,常忘记或重复服药。建议中老年朋友将自己常服的降压药、降糖药、强心药等分开包装,上面注明服用日期及早、中、晚具体时间。也可以把每日用药种类按时间写在一张纸上,贴在家庭醒目处作为备忘录。

(七)癌症

1. 癌症是不治之症

目前"恐癌"心理相当普遍。一些患者认为得了恶性肿瘤就等于被判处了死刑,所以放弃治疗,其实恶性肿瘤并非不治之症。一般来说,1/3的肿瘤能够治愈,1/3的肿瘤患者能够长期生存,剩下1/3也能够得到临床明显的改善。因此,癌症实际上是一种可防可治的疾病。

2. 肿瘤切除即痊愈

很多患者及家属认为手术切除了肿瘤就治好了癌症,不了解恶性肿瘤具有转移性和侵袭性,可通过淋巴和血液途径向全身扩散。盲目乐观也会耽误患者的后续治疗,最终影响患者的生存质量。

3. 出院后就不再回医院复查

部分患者症状缓解或肿块消失后自认为已被治愈,从而放弃治疗。结果很快复发或发生远处转移,病情恶化,使所有治疗前功尽弃。因此定期复查、继续治疗,尤其对症状好转的患者来说非常必要。

（八）肥胖症

1. 吃辛辣食物可以减肥

这是很多人持有的观点。吃辣容易流汗，有一定的减肥作用，但单靠吃辣减肥不可信。

2. 与脂肪"绝缘"

脂肪类食品耐消化、抗饿，进食后可减少对淀粉类食物以及零食的摄取，对减肥起积极作用。有些减肥者为了控制食量用零食充饥，致使体重有增无减。

3. 饮水会使身体发胖

其实只有饮水不足才会引起人体不断储存水分作为补偿，并使体内更容易积聚脂肪导致肥胖。因此对减肥者来说，饮水不足不仅达不到减肥目的，而且还会对健康造成损害。

4. 不吃早餐可以减肥

不少人误以为不吃早餐能减少热量摄入，从而达到减肥的目的。殊不知不吃早餐对人体伤害极大，无益健康，还会影响一天的工作和生活，所以一定要吃早餐，而且还要吃好，不能随便吃。

5. 紧身衣、桑拿、按摩器可以减肥

一些用塑料制作的减肥紧身衣，实际上只会增加被包裹部位的流汗程度，而流汗排出的只是水分，并非脂肪。蒸桑拿会大量排出汗水，令体重出现"假性"下降，可惜减去的只是水分而非脂肪。一旦补充水分，便会恢复原来的体重。另外，美容院采用的电疗按摩原理是通过电流刺激令肌肉结实有弹性，并非直接消耗脂肪，对于要减肥的人来说作用不大。

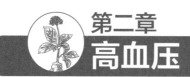

第二章
高血压

第一节 概　述

一、高血压的定义

高血压是一种以体循环动脉血压增高为主要特征,可伴有心、脑、肾等器官的功能或器质性损害的临床综合征。其定义是在未使用降压药物的情况下,在诊室非同日3次测量上肢血压,当收缩压≥140 mmHg和/或舒张压≥90 mmHg时可考虑为高血压。国际高血压学会(ISH)制定了供全球范围内使用且面向18岁及以上成人的高血压管理的实践指南,颁布了基于诊室血压的高血压分类与用于定义高血压的动态血压和家庭血压的标准。ISH分类便于在家庭或者诊室对高血压进行诊断,且血压的定义适用于所有成年人(>18岁)。

那么,高血压有几种类型呢?

高血压可分为原发性高血压和继发性高血压两类,其中原发性高血压占所有高血压的90%以上。本章所述的高血压是指原发性高血压。

二、高血压的流行病学

据《中国居民营养与慢性病状况报告(2020年)》数据显示:中国人口中,高血压患者达到4.2亿人。我国人群的高血压流行病学有两个比较显著的特点:患病率呈现北高南低的现象;不同民族之间高血压的患病率也存在一定差异,藏族的发病率最高,苗族与土家族发病率最低。另外,我国高血压患者的知晓率、治疗率和控制率总体仍处于较低的水平。针对目前如此严峻的高血压患者数量及高发病率,如何从预防及调理的角度对高血压进行综合调理,并减轻其危害程度,是本章所要讲述的重点内容。

三、高血压的病因

目前医学界对高血压发病根本原因尚未完全明确,因为其发生、发展往往同时受到多方面因素的影响,如各种病理、生理因素,遗传因素等。高血压病因复杂,但一般认为高血压有以下几大影响因素。

(一)食盐

现代医学已经公认钠盐的摄入过量是导致高血压发病的独立危险性因素之一。世界卫生组织(WHO)建议健康成人的钠盐摄入量每天不超过6 g,大约相当于一啤酒瓶瓶盖容量。每天多摄入1 g钠盐,收缩压平均升高2 mmHg,舒张压升高1.2 mmHg。一份简单的腊味煲仔饭(400~500 g)含盐量约为6.5 g,一个汉堡(150-·200 g)含盐量约为3.9 g。我国成人平均每日钠摄入量大约是18 g,为世界卫生组织建议摄入量的3倍。过度摄入钠盐是我国高血压患病率高的主要原因。

(二)超重/肥胖

肥胖是血压升高的重要危险因素,体重常是衡量肥胖程度的指标。体重每增加10.0 kg,对应收缩压、舒张压均有一定程度的上升,超重/肥胖人群是高血压的高危人群。2018年的中国冠心病医疗结果评价和临床转化研究(China PEACE)纳入了来自中国31个省的141个初级卫生保健站共计1 727 411名35~80岁中国成年人。该研究分析了体重指数(body mass index, BMI)与血压的关联,结果显示BMI每上升1单位,收缩压/舒张压分别上升1.15 mmHg/0.75 mmHg。

（三）遗传因素

如果父母均有高血压,子女的发病概率高达46%。约60%高血压患者可询问到有高血压家族史。高血压的遗传可能为主要基因显性遗传和多基因关联遗传。在遗传表型上,不仅血压升高发生率体现遗传性,而且在血压高度、并发症发生以及其他有关因素方面(如肥胖)也有遗传性。

（四）吸烟、饮酒

有人可能会问:"过度吸烟容易引起高血压吗?"答案是肯定的。因为尼古丁能刺激心脏,使心率加快、血管收缩、血压升高。长期大量吸烟,例如每日抽30~40支香烟,可引起小动脉的持续性收缩,日积月累可形成小动脉硬化,进一步促进高血压恶化。

过度饮酒也容易引起高血压。有研究表明:长期少量饮酒可使血压轻度升高;过量饮酒则使血压明显升高。如果每天平均饮酒＞3个标准杯(1个标准杯相当于12 g酒精,约合360 g啤酒,或100 g葡萄酒,或30 g白酒),收缩压/舒张压可分别平均升高3.5 mmHg/2.1 mmHg,且血压上升幅度随着饮酒量增加而增大。

（五）缺乏运动

现代社会的工作生活节奏越来越快,压力也越来越大,人们普遍存在运动匮乏、久坐的现象。研究发现缺乏运动者高血压的发病率明显高于运动活跃者。因此,美国运动医学会(ACSM)和疾病控制预防中心(CDC)建议每天进行至少30分钟中等强度的体力活动。

（六）高脂血症

高脂血症是动脉硬化、冠心病的重要危险因素,也是高血压发生的重要原因之一。血浆中极低密度脂蛋白被脂蛋白酶水解后,形成的低密度脂蛋白沉积在血管壁上,导致血管壁损伤,弹性改变,斑块形成,血流受阻,血管内压力增加,从而产生高血压。

（七）精神心理因素

长期精神紧张是高血压患病的危险因素。精神紧张可激活交感神经系统，从而使血压升高。多项研究结果显示：有精神紧张者发生高血压的风险是正常人群的1.18倍。

第二节　高血压的临床表现与诊断标准

一、高血压的临床表现

高血压临床表现症状因人和疾病的进展阶段而异：

早期高血压可能无症状或症状不明显，常见头痛、颈部僵硬、疲劳、心悸等。一般在劳累、精神紧张、情绪波动后发生血压升高，并在休息后恢复正常。

如随着病程延长，血压明显持续升高，则逐渐会出现各种症状，此时被称为缓进型高血压。缓进型高血压常见的临床症状有头痛、头晕、注意力不集中、记忆力减退、肢体麻木、夜尿增多、心悸、胸闷、乏力等。

高血压的症状与血压水平有一定关联，多数症状在紧张或劳累后可加重。清晨活动后血压可迅速升高，出现清晨高血压，因此心脑血管意外多发生在清晨。当血压突然升高到一定程度时甚至会出现剧烈头痛、呕吐、心悸、眩晕等症状，严重时会发生神志不清、抽搐，这就属于急进型高血压和高血压危重症，多会在短期内发生严重的心、脑、肾等器官的损害和病变，如脑卒中、心肌梗死、肾衰竭等。

二、高血压的诊断标准

正常血压标准为收缩压低于120 mmHg和舒张压低于80 mmHg。根据世界卫生组织对高血压的定义和中国高血压联盟于2018年公布的新的诊断标准,在未使用降压药的情况下,非同日3次测量诊室血压收缩压≥140 mmHg和/或舒张压≥90 mmHg诊断为高血压。

高血压根据严重程度可以分为一级、二级和三级高血压:一级高血压的收缩压≥140~159 mmHg和/或舒张压在90~99 mmHg;二级高血压的收缩压≥160~179 mmHg和/或舒张压≥100~109 mmHg;三级高血压的收缩压≥180 mmHg和/或舒张压≥110 mmHg。

另外,我们还需要注意人体的血压水平会随着年龄增长而逐渐升高,尤其是收缩压;男女之间数值也有差别。所以诊断高血压需结合年龄因素、性别因素,不可因血压一时超过诊断标准就视为高血压。

第三节 高血压的自我管理

高血压是一种可以预防及自我管理的一类临床综合征。高血压治疗的基础就是血压的管理。坚持健康的生活方式和服用降压药是治疗高血压的主要措施,二者缺一不可。健康的生活方式是基础,合理用药是血压达标的关键,两者必须结合才能有效控制高血压。然而在现实生活中,很多患者都过分依赖药物治疗,而忽略了可能引起高血压的不良生活习惯的管理。因此,保持健康的生活方式,做好血压的管理,对高血压的预防和治疗都极其重要。

一、生活方式管理

《中国高血压防治指南(2021年修订版)》中明确规定,在对原发性高血压患者进行治疗的过程中,指导患者养成健康的生活方式是控制血压同时降低心血管疾病等危险事件发生率的重要途径。如通过增加钾盐摄入量,降低钠盐摄入量,指导患者坚持定期运动,戒烟、限酒,适当减重、保持心理平衡等生活方式干预措施的共同实施,或配合降压类药物的应用,可进一步巩固血压控制效果。

(一)控制体重

将体重维持在健康范围内[体重指数(BMI)<24,男性腰围<90 cm,女性腰围<85 cm]。

1. 目标

每减重10 kg,收缩压降低5~20 mmHg。

2. 手段

减少富含油脂食物和每日总能量的摄入,增加新鲜蔬菜和水果的摄入;增加足够的活动量,至少保证每天摄入能量与消耗能量的平衡;肥胖者若膳食和运动控制效果不理想,可考虑辅助用减肥药物。

(二)限盐

据目前美国心脏协会(AHA)最新推荐,高血压患者钠摄入量<6.0 g(约一普通啤酒瓶瓶盖)。在日常生活中可进一步将食盐摄入量降低到3.8g/d。

1. 目标

每人每天钠摄入量逐步降至6 g,收缩压降低2~8 mmHg。

2. 手段

减少烹饪钠盐量。每人每餐不超过2 g,可在烹调时尽可能用量具添加食盐;尽量避免或减少进食含高钠盐的榨菜、咸菜、腌菜、腌肉、咸鱼、黄酱、辣酱等传统腌制品以及调味品等。使用替代产品,如代用盐、食醋等;尽可能多食用新鲜蔬菜;充分利用辣或醋、柠檬汁、苹果汁、番茄汁等各种酸味汁来增添食物味道;早餐尽量不吃咸菜或豆腐乳;适量采用富钾的低钠盐替代普通钠盐,减少钠而增加钾的摄入量。

(三)戒烟、限酒

1. 目标

坚决放弃吸烟,提倡科学戒烟,避免被动吸烟。不饮酒,酗酒者应逐渐减量,收缩压可降低2~4 mmHg。

2. 手段

采用突然戒烟法,在戒烟日完全戒烟,必要时与戒烟药物结合。每天饮用白酒<50 mL、葡萄酒<100 mL、啤酒<250 mL。

(四)心理平衡

1. 正确认识疾病,主动配合治疗

高血压患者只要坚持长期合理的有效治疗,血压完全可以控制,减少严重并发症的发生。

2. 避免不良刺激,保持心情愉快

做到心胸开阔,为人随和,不会生闷气,也不会着急上火。所以平常生活中我们应当保持乐观性格、减轻心理负担、纠正不良情绪、缓解心理压力。可通过音乐疗法及自律训练等协助调节情绪。

3. 培养业余爱好,丰富精神生活

如欣赏轻松的音乐、种花、练习书法、绘画、摄影等。同时,可根据自己的体力情况,适当参加一些诸如旅游、垂钓、跳舞等娱乐活动,从而达到消除紧张疲劳,放松身心的效果。

4. 不钻牛角尖,换个角度看问题

高血压患者要学会站在"不生气"的角度看问题,寻找事情好的一面。遇事寻求解决办法,而不是一味生气,这样才能更好地控制血压。

二、运动管理

1. 目标

中等强度的规律运动,收缩压可降低4~9 mmHg。

2. 手段

每周坚持3~5次中等强度的运动,每次持续30分钟。运动的形式可以根据自己的爱好灵活选择,如散步、快走、慢跑、太极拳、健身舞、八段锦、游泳、骑车等项目均可。运动的强度可通过心率来反映,运动时间推荐上限心率为170-年龄。应注意量力而行,循序渐进。一次运动时间不足30分钟,可以分段累计。以上运动调理方法适合没有严重心血管疾病的患者。如有严重心

血管疾病的患者,应遵从医嘱。

美国学者 Catrine Tudor-Locke在2004年根据已有资料证据,将健康成年人的活动量按照步行运动量分为5级: Ⅰ级(＜5000步/d)作为久坐生活方式的指标,即缺乏运动; Ⅱ级(5000~7499步/d)为低活动状态指标,即运动不足; Ⅲ级(7500~9999步/d)为基本活动状态; Ⅳ级(≥10 000步/d)为运动活跃状态; Ⅴ级(≥12 500步/d)为高度活跃状态。

三、饮食管理

1. 目标
合理膳食,做到营养均衡,收缩压可降低8~14 mmHg。

2. 手段
如食用油每人＜25g/d; 少吃或不吃肥肉和动物内脏; 食用富含全谷物、水果、蔬菜、多元不饱和脂肪酸和乳制品的饮食,并减少糖、饱和脂肪酸和反式脂肪酸含量高的食物,例如DASH饮食(http://www.mayoclinic.org/dash-diet/art-20048456);增加富含硝酸盐(已知能降低血压)的蔬菜摄入量,例如多叶蔬菜和甜菜根; 食用其他有益食品和营养素,包括镁、钙和钾含量高的食品,例如牛油果、坚果、籽类、豆类和豆腐; 适量饮用咖啡、绿茶和红茶及其他有益的饮料,包括木槿花茶、石榴汁、甜菜根汁和可可粉饮料。

四、血压监测管理

建议在初始阶段或者用药疗效评价阶段连续测量监测7天,每天早(6~9点)、晚(18~21点)各测一次,每次测量2~3遍取平均值。如果在长期阶段疗效稳定的情况下,同样方法每周测量1~2次,不达标则增加测量频率。

五、服药管理

树立稳定降压的恒心、决心与信心,建立自我管理档案表。提高服药依从性,严格做到遵医嘱服药,按时、按剂量服药,长期坚持服药。避免频繁换药或停药,不得随意增减药量,不得任意停服药物,不能自作主张随意服药或使用来历不明的药物与疗法。有问题及时联系专科医生。

第四节　高血压的现代医学治疗

一、化学药物治疗

目前临床实践中针对高血压患者的治疗以控制血压为主,临床最常用的降压药主要分为以下5类:利尿药、β受体阻滞剂、钙通道阻滞剂、血管紧张素转化酶抑制剂、血管紧张素受体阻滞药等,其中利尿药使用比例最高,占56.0%。

（一）利尿药

钠摄入过多是高血压的一个主要原因,而且体内过多的钠会减弱某些降压药的疗效。利尿药治疗高血压不是为了排尿,而是为了排钠。利尿药是降压治疗的基础用药,几乎能和其他任何降压药联合使用。注意:利尿药可干扰尿酸的排泄而诱发痛风发作。

利尿药大体有以下几种:中效利尿药(噻嗪类利尿药),代表药物为氢氯噻嗪;高效利尿药,代表药物为呋塞米、托拉塞米等;醛固酮拮抗剂,也称保钾利尿药,代表药物为螺内酯;既有利尿作用也有钙通道阻滞作用的药物,代表药物为吲达帕胺。

1. 中效利尿类(噻嗪类利尿药)

氢氯噻嗪的利尿作用较缓,是降压用利尿药的首选药。氢氯噻嗪的用量为每日12.5~25 mg(0.5~1片),一般建议每天半片。加大剂量不会增加降压作用,但会增加低钾血症的风险。

2. 高效利尿药

一般不用于降压治疗。

3. 保钾利尿药

临床长期应用利尿药或者扩血管药物可诱发继发性血中醛固酮增多,而螺内酯是醛固酮增多症引起的继发性高血压的特效治疗药物。螺内酯利尿作用比较缓和,且长期单独使用可能引起高钾血症,故多与噻嗪类利尿药合用以减少钾的排泄,既可增加利尿效果又可避免血钾紊乱。注意:螺内酯可引起男性乳房发育等女性化倾向和性功能障碍,年轻的男性高血压患者慎用。

(二)β受体阻滞剂

β受体阻滞剂大部分药名带有"洛尔"二字,目前分为三代:

第一代为非选择性β受体阻滞剂。这一类药物不加选择地阻断3种β受体,不但能引起心率减慢及血压下降,还能引起支气管痉挛进而诱发哮喘,或干扰糖代谢导致血糖升高。

第二代为选择性β_1受体阻断剂。代表药为美托洛尔、阿替洛尔、比索洛尔等。可降低血压、减慢心率,对气管和血糖没有影响,是目前β受体阻滞剂的主力军。

第三代为α、β受体阻滞剂,可同时阻断α受体和β受体。代表药为卡维地洛等。第三代β受体阻滞剂对心脏有额外的保护作用,对舒张压高的高血压患者可优先选择使用。此外,对焦虑症引起的高血压以及精神因素占主要作用的高血压患者,也可优先选择使用。注意:第三代β受体阻滞剂的绝对禁忌证是Ⅱ度以上房室传导阻滞,对3级以上心力衰竭患者不适用。

(三)钙通道阻滞剂

钙通道阻滞剂的药名中都有"地平"二字,所以俗称地平类,代表药有硝苯地平、氨氯地平等。这类药通过阻滞心肌和血管壁平滑肌细胞膜上的钙通道,直接扩张血管,使血压降低。钙通道阻滞剂是一个成员众多的大家族,概括起来可分为以下三代。

第一代的代表药物为硝苯地平。这类药起效快,但药效维持时间短,需要每天服用3次。服用后血压很快降低,但由于血管迅速扩张,患者常常感到头痛头晕,面红耳赤,心率加快。硝苯地平由于起效快、失效快的特点,即使每日服用3次,血压也很难平稳。长期单独使用硝苯地平降压可引起猝死,因此长期降压不建议使用硝苯地平。

为了克服硝苯地平的缺点,一些药厂将硝苯地平穿上一件特殊的"外衣",以延长药物的释放时间,达到延长作用持续时间,减少副作用的目的。这就是第二代药物,包括硝苯地平控释片与硝苯地平缓释片。

第三代的代表药物为氨氯地平,其半衰期长达35~50小时,是目前所有降压药中维持时间最长的降压药,因此不需要缓释或控释,每日服用1次即可,而且能在24小时内平稳控制血压。氨氯地平的吸收和疗效不受患者胃肠道功能和食物的影响,也可以和绝大多数药物一起服用。由于它的作用持续时间很长,患者偶尔漏服一次也不会造成血压升高,因此不仅是最常用的钙通道阻滞剂,也是目前最常用的降压药之一。

(四)血管紧张素转化酶抑制剂

这类药的药名中都有"普利"二字,所以俗称普利类,代表药为贝那普利、福辛普利、卡托普利、依那普利、赖诺普利、雷米普利及培哚普利等。

血管紧张素Ⅱ是一种强烈的收缩血管物质,是引起高血压的"主角"之一。血管紧张素转化酶抑制剂可抑制血管紧张素Ⅱ的生成,以此来降血压。此外,本类药物还可以扩张肾小球的出球小动脉,以及抑制肾组织内的血管紧张素Ⅱ生成。因此,血管紧张素转化酶抑制剂除了降压之外,还有另外两个独立的作用: 降低尿蛋白和延缓肾损害。所以,血管紧张素转化酶抑制剂是肾脏病和糖尿病患者高血压的首选药物。血管紧张素转化酶抑制剂的副作用有干咳、血钾升高、血肌酐升高等。东亚人种干咳的发生率尤其高,一些人常常因为干咳而不得不停药。血钾升高和血肌酐升高的发生率并不高,一旦发生比较危险,所以更受关注。

(五)血管紧张素受体阻滞药

这类药的药名中都有"沙坦"二字,所以俗称沙坦类,代表药有缬沙坦、坎地沙坦、厄贝沙坦、氯沙坦、替米沙坦及奥美沙坦等。该类药是目前最新上市的降压药。

因为该类药也是间接针对血管紧张素Ⅱ,所以高血压指南中将该类药与血管紧张素转化酶抑制剂相提并论,实际使用中可任选其一,但是两者作用机制不同。血管紧张素转化酶抑制剂通过抑制血管素Ⅱ的生成达到降血压的效果,而血管紧张素受体阻滞药通过阻断血管紧张素Ⅱ的作用进而降低血压。血管紧张素受体阻滞药和血管紧张素转化酶抑制剂一样,也有降压、降尿蛋白、保肾三大作用,因此其适应证也和血管紧张素转化酶抑制剂一样,但血管紧张素受体阻滞药比血管紧张素转化酶抑制剂不良反应少,没有干咳的副作用,血钾和血肌酐升高的副作用也要轻得多。因此,血管紧张素受体阻滞药已经逐渐取代了血管紧张素转化酶抑制剂。但是当患者血钾 > 5.5 mmol/L,或者处于妊娠期间,或者有双侧肾动脉狭窄,都不能使用血管紧张素转化酶抑制剂或血管紧张素受体阻滞药。此外,血管紧张素转化酶抑制剂和血管紧张素受体阻滞药不能合用。

二、血压的控制原则

(一)平稳降压

平稳降压即是指要平稳地把血压降下来,不能让血压产生较大波动。只有长效药才有此功效,所以必须使用长效药降压。

(二)控制达标

不同的高血压患者应根据自己的具体情况,将血压控制在不同的水平。如60岁以上的高血压患者血压应该控制在150/90 mmHg以下; 30~59岁的高血压患者舒张压应该控制在90 mmHg以下; 60岁以下有收缩压目标的高血压患者,或者30岁以下有舒张压目标的高血压患者建议血压控制在140/90 mmHg以下;而对于患有糖尿病或者非糖尿病性慢性肾病的成年高血压患者,推荐的阈值和目标与60岁以下的普通高血压人群相同,即140/90 mmHg以下。

（三）器官保护

在高血压治疗过程中，仅把血压降下来远远不够，还应该保护心脏、脑、肾等重要器官以避免并发症。钙通道阻滞剂、血管紧张素转化酶抑制剂、血管紧张素受体阻滞药和 β 受体阻滞剂均有器官保护作用。

三、降压药的使用原则

（一）个体化用药

应根据病情特点，如高血压类型、靶器官受损情况、年龄、性格与饮食特点、伴随疾病特点、肝肾功能、药物特点等选择药物。应在医生的指导下选择使用降压药。

（二）选择长效药

第三代钙通道阻滞剂、血管紧张素转化酶抑制剂、血管紧张素受体阻滞药都是长效药。长效药用药简单，每日1次用药即可，不易发生漏服现象，所以患者更容易接受，而且长效药药效维持时间长，能保持血压平稳控制。

（三）联合用药

除早期高血压可采用单一用药之外，一般提倡联合使用2~3种降压药。这样副作用小，疗效好。如果发现血压控制不好，应增加品种而不加量。一味地加量未必增加疗效，但会明显增加副作用。

（四）按时服药

药物的维持时间都是固定的。按时服药能够使血液中的药物浓度保持稳定，进而血压也能保持稳定。切忌按需服药，例如血压高了服药，血压正常了就停药。如果这样，血压总是处于波动中，而并发症大多在血压波动时发生。

第五节　高血压的中医药调理

一、高血压的分型及调理

高血压属于中医的"眩晕"或者"头痛"范畴。中医认为高血压一般分为以下四种证型: 肝火亢盛证、肝阳上亢证、痰浊壅盛证和肾精亏虚证。

(一)肝火亢盛证

李某,男,40岁,高中教师,有高血压病史3年。经常因血压升高而出现头晕目眩。平时情绪特别暴躁,性情烦躁易怒。常咽干口苦,面红耳赤,失眠多梦,小便黄,大便干,舌红,苔黄,脉弦数等。经诊断为高血压属于肝火亢盛证型,与平时的情绪暴躁,肝火亢盛有密切关系,所以患者首先要注意控制情绪。药物治疗主要以清肝泻火为主,临床上常使用羚角钩藤汤、杞菊地黄丸、龙胆泻肝汤等方剂来治疗,常用中药有黄芩、夏枯草、钩藤、栀子等。其中羚角钩藤汤最有代表性。

羚角钩藤汤,出自《重订通俗伤寒论》,方由羚角片、钩藤、桑叶、菊花、贝母、竹茹、生地黄、白芍、生甘草、茯神组成。其中以羚角片、钩藤清热凉肝,息风止痉,共为君药; 桑叶、菊花清热息风,为臣药; 白芍、生地黄、生甘草养阴增液以柔肝舒筋,贝母、竹茹清热除痰,茯神宁心安神,均为佐药; 甘草调和诸药,兼为使药。诸药合用,具有平肝息风,清热止痉的功效。主要用于治疗肝火亢盛、肝风上扰而导致的头晕胀痛、耳鸣心悸,甚则抽搐瘈疭、狂乱痉厥之症。现代药理学研究发现: 钩藤中含有钩藤总碱和钩藤碱等物质,可降低外周血管阻力; 白芍中含有芍药苷、芍药花苷等物质,可增加冠状动脉血流量,扩张血管。

(二)肝阳上亢证

陈某,男,75岁,退休工人,有高血压病史4年。患者高血压发作特点是只要劳累或恼怒之后容易血压升高，出现头晕目眩，或头痛头胀，或者症状加重。这位老年患者平素心情不佳、急躁易怒，常伴有腰膝酸软，潮热盗汗，舌红，少苔或苔黄，脉弦数或弦细数等，属于肝肾阴虚，肝阳上亢证。此种证型的高血压在老年人中最常见，且劳累或恼怒都会加重阴虚阳亢的病情。所以这种证型的高血压患者一定要注意休息，避免情绪波动。

肝阳上亢型高血压的治疗以滋养肝肾、平肝潜阳为主。可服用天麻钩藤饮、杞菊地黄丸、镇肝熄风汤等方剂进行治疗。其中天麻钩藤饮是高血压肝阳上亢证的首选方剂，常用中药分别有天麻、钩藤、牛膝、白芍、川芎等。

天麻味甘，性平，归肝经，具有息风止痉、平抑肝阳、祛风通络的功效，是治疗肝风内动的要药。天麻主要含有酚类化合物及其苷类、甾醇、有机酸等。酚类中的天麻素是天麻的主要活性成分。研究发现天麻素对多种动物都具有降压作用，而降压机制与它的扩血管作用有关。

天麻钩藤饮由天麻、钩藤、石决明、牛膝、盐杜仲、桑寄生、栀子、黄芩、益母草、首乌藤和茯神组成。具有平肝息风、清热安神的功效，此外它的降压作用缓和、稳定、持久，是高血压肝肾阴虚、肝阳上亢证首选方剂。现代药理学研究发现天麻钩藤饮的降压作用机制与调节肾素-血管紧张素系统和阻滞血管平滑肌上L型钙通道的开放等有关。

（三）痰浊壅盛证

朱某，男，35岁，有5年高血压和高脂血症病史。大腹便便，身形较为肥胖。主诉症状有：时常头晕，身体倦怠，四肢困重，总是没有精神、嗜睡。平时胃口不好，还恶心想呕。伴有胸闷，腹胀，舌苔白腻，脉滑等。中医认为"胖人多痰湿"。这位患者属于痰浊壅盛，阻遏中焦导致清阳不升而出现头晕，发作为高血压。所以治疗应以燥湿祛痰、健脾和胃为主，可服用半夏白术天麻汤、三子养亲汤等治疗。半夏白术天麻汤是痰浊壅盛证的首选方剂，常用中药分别有茯苓、半夏、陈皮、白术等。

半夏白术天麻汤出自《医学心悟》，方由半夏、白术、天麻、陈皮、茯苓、甘草、生姜、大枣组成。其中半夏燥湿化痰、降逆止呕，天麻平肝息风而止头眩，为君药；白术运脾燥湿，茯苓健脾渗湿，为臣药；陈皮理气化痰，生姜、大枣调和脾胃，为佐药；甘草调和诸药为使药。全方配伍具有燥湿化痰、平肝息风的功效。可用于痰浊中阻导致的头晕眩晕、恶心呕吐之高血压。现代药理学研究发现半夏白术天麻汤能够抑制心肌细胞重塑、逆转心肌肥厚,在降压的同时可明显保护靶器官。其作用机制可能与降低压力负荷、减少机械牵张刺激有关。

（四）肾精亏虚证

高血压除上面3种较常见的证型之外,还有一类肾精不足、阴阳亏虚的证型。这一类肾精亏虚的高血压患者主要表现为眩晕,平时精神委靡、腰膝酸软明显,常伴有失眠多梦、健忘耳鸣等肾精不能上荣的病症; 也可以伴有肾虚,精关不固的遗精等症状。肾精亏虚的高血压还需要分辨肾精是偏于阴虚,还是偏于阳虚。其中偏于阴虚的患者,常以"五心烦热、盗汗、舌红、少苔、脉弦细数"等怕热的症状为主; 偏于阳虚的患者,常以"四肢不温、形寒肢冷、舌淡、脉沉细无力"等怕冷的症状为主。肾精不足,偏阳虚者可以选择"右归丸"来补肾助阳,而偏阴虚者可以选择"左归丸"来补肾滋阴。右归丸和左归丸都是临床常见的补肾中药方,也有中成药可供选择。

二、高血压的药膳调理

（一）山药玉米须粥

【配方】玉米须适量,铁棍山药适量,黄小米适量,东北粳米适量,玉米糁适量。

【制法】将粳米、黄小米、玉米糁混合后轻微淘洗; 锅中水开后下米; 将山药洗净、去皮、切小块,并倒入锅中,中途不停搅拌以免糊锅; 新鲜玉米洗净取须,30分钟后加入洗净的玉米须,并继续熬煮10分钟即可食用。

（二）决明子海带汤

【配方】决明子16 g,海带150 g,盐2 g,鸡精2 g。

【制法】将洗净的海带切块,卷成长条状,再打成海带结,备用。砂锅中注入适量清水烧开,倒入洗净的决明子,放入海带结。烧开后小火煮20分钟。放入盐、鸡精适量,搅匀调味,即可饮用。

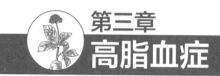

第三章
高脂血症

第一节　概　　述

一、高脂血症的定义

高脂血症,又称高血脂,是一种常见多发老年性代谢疾病,主要是指人体脂质代谢障碍导致的血浆中胆固醇、甘油三酯水平的升高。事实上,现今已将高密度脂蛋白胆固醇(HDL-C)、低密度脂蛋白胆固醇(LDL-C)等的水平异常也包括在高脂血症中。传统医学里并没有"高脂血症"的名称,但根据其相关症状,认为属于中医学的"痰浊""瘀血""湿浊"等证候范畴。高脂血症本身不是一种严重疾病,但它可以显著增加糖尿病以及心脑血管等疾病的风险。长期高血脂会引起冠状动脉、脑血管和周围血管的损伤,进而导致胸痛、心脏病、脑卒中和其他直接危及生命的疾病发生。

二、高脂血症的流行病学

2019年,欧洲心脏病学会(ESC)及欧洲动脉粥样硬化学会(EAS)在血脂异常治疗指南中描述到血脂异常带来了潜在巨大的医疗及财政压力,使心血管疾病的发生率和死亡率较前明显提高,对此需要加强风险因素管理措施。美国儿科学会(AAP)和美国心脏协会(AHA)经过研究,发现儿童和青少年血脂异常的发病率逐年增加,呈现明显的年轻化趋势,从而导致患动脉粥样硬化的风险逐步上升;血脂异常多为继发性原因所致,如肥胖、1

型糖尿病等。21世纪的美国,大约3100万美国成年人的总胆固醇水平超过6.24 mmol/L,与那些血脂达标的成年人相比,他们的动脉粥样硬化性心血管疾病(ASCVD)风险大约是达标者的2倍。

2020年我国的一项研究也显示,血脂异常的患病率为35.8%;血脂异常者中有14.7%的人了解自己的病情,极少数人血脂异常得到控制,合并高血压和糖尿病的控制率仅为40.0%和6.6%。相关流行病学数据显示,近年来我国高脂血症的总患病人数明显增加,血脂异常却未引起足够重视。还有研究表明,我国在未来10年仅根据人口增长变化,每年的心血管疾病(CVD)事件将增加2倍以上。如果将血压和胆固醇的预测趋势等因素考虑在内,预计每年的CVD事件将再增加23%。这意味着到2030年,CVD事件每年增加约2130万起,最终与CVD有关的死亡人数增加约770万,形势非常严峻。因此,高脂血症预防与调理的科普教育刻不容缓。

三、高脂血症的影响因素

高脂血症分为原发性高脂血症和继发性高脂血症。

原发性高脂血症一般是指由非明确的病理因素导致的高脂血症,包括由于基因缺陷导致脂蛋白脂肪酶的功能紊乱,进而使机体内过多的脂蛋白无法及时被清除,从而造成高脂血症。因此,原发性高脂血症的发病与种族、性别、相关遗传因素等有关。

继发性高脂血症是指由明确的病理因素导致的高脂血症,主要分为3类:第1类病因是不健康的日常作息。如饮食中包含大量的饱和脂肪酸或反式脂肪酸,身体活动不足导致的肥胖、吸烟等,这些不良日常习惯都会引发高脂血症。第2类病因是疾病诱发,如胆道阻塞、慢性肾病、2型糖尿病、高血压、甲状腺功能减退等,会增加继发高脂血症的发病概率。第3类病因是用药不当。如大量使用利尿药、环孢菌素、糖皮质激素等药物,也可能诱发高脂血症。

在中医理论中,高脂血症的发病一般与先天禀赋不足、过食肥甘厚味、劳逸失当、情志不遂、年老体弱等病因有关,也就是我们常说的"先天不足、吃得太好、心情不顺、年老体弱"等原因,其发病与肝、脾、肾的功能失衡密切相关。因此,中医认为脾脏虚损、心气亏虚、痰浊瘀阻是高脂血症的发病基础。

四、高脂血症的临床表现

现代医学发现,高脂血症的临床表现具有较大的个体差异。有的患者症状不明显,而有的患者会感觉到脑缺氧、困倦乏力、精神不济等。如果忽视这些症状,长期处于高脂血症状态,就可能患上严重的心血管疾病。

根据中医辨证高脂血症主要分为以下6种证型:①湿热郁结证,表现为:腹部痞满,纳呆呕恶,肢体困重,肌肤或眼睑有黄色斑或结节,尿黄,舌苔黄腻,脉滑数;②脾虚痰浊证,表现为:腹胀纳呆,咳嗽有痰,肢体困重,浮肿尿少,大便偏溏,舌苔白腻,舌体胖,脉滑;③胃热腑实证,表现为:形胖体实,大便秘结,消谷善饥,喜食厚味,口渴欲饮,苔黄厚腻,脉弦有力;④肝郁化火证,表现为烦躁易怒,面红目赤,头痛头晕,口干咽燥,尿黄便干,舌苔黄,脉弦数;⑤脾肾两虚证,表现为体倦乏力,腰酸腿软,腹胀纳呆,耳鸣眼花,月经失调,尿少浮肿,苔薄白,舌质红,脉沉细;⑥气滞血瘀证,表现为胸闷憋气,胸痛有定处,动则加剧,苔薄,舌质暗或紫红,有瘀点或瘀斑,脉弦。

高脂血症患者在轻度和中度高脂血症时可能不会出现明显的症状,因此血脂检查就显得尤为重要。对于血脂偏高的人群,建议在夏季做体检。从体检前一天的中午开始少食、少油,并从当天晚上8点开始禁食,以保证体检时已空腹12~14小时。

第二节　高脂血症的运动、饮食和药膳调理

一、运动调理

血脂异常的干预措施主要分为治疗性生活方式调整和药物治疗两个阶段。高脂血症作为一种慢性疾病,与日常生活和饮食习惯有着密切关系。高脂血症的调理必须从建立和保持良好健康的生活习惯做起,贯穿中医药"治

未病"理论,做到"未病先防,既病防变"。主要从运动、饮食、药膳调理3方面,进行合理、有效的生活方式干预。

(一)餐前运动收效强于餐后运动

运动降脂被认为是安全、绿色、有效的调理方式,能干预血脂异常各环节而受到全球的关注和推崇。改善生活方式可以通过运动消除血脂异常的外部诱因;纠正代谢紊乱,直接改善血脂水平;降低冠心病及卒中概率,提高生活质量。

那么,什么时候运动更为有效呢? 以减少脂肪为目的的运动应该在饭前进行。研究表明,在饱餐之前通过短时间的快速行走,可以有效消除人体内的多余血脂。因为餐前快步行走所消耗的能量,大部分是存在于血液中的脂肪,并且可以动用体内脂肪组织和脏器中储存的部分脂肪,因此,餐前快步行走有利于减缓和逆转高脂血症所致的危害。虽然餐后健步走等运动也能够帮助消耗用餐时摄取的过多能量,进而减少脂肪堆积,但是其燃烧内脏脂肪效果没有餐前运动的效果好。

(二)餐前有氧耐力运动是降低血脂的最佳运动形式

餐前什么样的运动最有助于降脂呢? 有氧耐力运动是降低血脂的最佳运动形式。脂肪是身体中最高效的能量储存库,人体在长时间有氧耐力运动中大量利用脂肪供应能量,使血液中甘油三酯水平下降,同时长时间运动导致身体的消耗增加,恢复过程中也需要消耗胆固醇。

常见的有氧耐力训练包括快走、慢跑、游泳、骑车等。而最新的研究发现,在进行有氧耐力训练的基础上,增加一些力量练习可以提升降血脂的效果。因此,最理想的降血脂运动方式是一周4~5次的有氧耐力训练,加上1~2次的力量练习。

(三)运动程度

可能有人会问: 运动到什么程度才能降脂呢? 就剧烈程度而言,运动中微微气喘,但是能说出连贯语句,是比较理想的状态。较为理想的运动时长是每天运动30分钟以上,每周4~5次。运动持续3个月以上会有比较显著的降血脂效果。

运动对哪一种血脂改善最明显？"运动降脂"只是约定俗成的说法，正确的说法应是运动调脂，因为运动并不是对所有的血脂类型都有降低作用。运动对甘油三酯的降低作用最明显，部分人可出现高密度脂蛋白升高，低密度脂蛋白下降。3种情况也许不会同时出现，但只要其中一项改变，血脂水平便得到了较好的调整。

但是，对于以下3种情况的高脂血症患者，要禁止或减少运动。

1. 高脂血症患者合并下列疾病时禁止运动

①急性心肌梗死急性期；②不稳定型心绞痛；③充血性心力衰竭；④严重的室性和室上性心律失常；⑤重度高血压；⑥严重糖尿病；⑦肝、肾功能不全。

2. 高脂血症患者并发下列疾病时应尽量减少运动量，或在医疗监护下进行运动

①频发室性期前收缩和心房颤动；②室壁瘤；③梗阻性肥厚型心肌病、扩张型心肌病和明显的心脏肥大；④未能控制的糖尿病；⑤甲状腺功能亢进；⑥肝、肾功能损害。

3. 高脂血症患者并发下列疾病时，需要谨慎进行运动

①完全性房室传导阻滞；②左束支传导阻滞；③安装固定频率起搏器；④劳力型心绞痛；⑤严重贫血；⑥严重肥胖。应用洋地黄或β受体阻断剂等药物时也应该谨慎进行运动。

此外，生活中要做到早休息、不熬夜，保持心情愉快。熬夜或情志不畅会影响消化功能，加剧高脂血症的进程。

二、饮食调理

调整日常饮食习惯可以预防和调理高脂血症，常见以下几种情况：

1. 仅胆固醇高，甘油三酯正常

限制胆固醇摄入是关键，应忌吃或少吃含胆固醇高的食物，如动物内脏、蛋黄、田螺、鲍鱼、墨鱼等。另外，如瘦猪肉、牛肉、鸡肉、鱼等胆固醇含量并不高的食物可适量摄入。

2. 仅甘油三酯高，胆固醇不高

应该限制进食，增加运动，使体重尤其是腹围降到正常范围；要严格控制碳水化合物的摄入,尽量少吃或不吃;要戒酒;对蛋黄、蟹黄等含胆固醇较多的动物性脂肪没有严格限制,偶尔吃点也可以。

3. 胆固醇和甘油三酯都高

需要严格控制热量摄入,既要限制高胆固醇和高热量食物的摄入,又要降低体重,还要戒酒。

高脂血症患者可多吃以下几类食物:①低脂肪食物,如脂肪酸含量少的鱼类及豆类,可作为蛋白质主要来源;②低胆固醇食物,如大豆、黄瓜、大蒜、生姜、茶叶、酸奶、香菇、黑木耳、胡萝卜、空心菜、茄子、山楂、玉米、海藻等;③高纤维的食物,如各类水果、豆类、燕麦片、海带、紫菜、瓜类、荚豆类及蔬菜茎部等;④抑制脂肪吸收的饮品,如绿茶。常言"吃得油腻了,饭后来杯绿茶清清肠胃",因为绿茶中的茶多酚能直接抑制脂肪在肠道中的吸收。山楂、香菇、木耳、大蒜、海带、绿茶有"降脂六君子"的美称,经常应酬者可以常吃。

对于未患病的高脂血症易感人群,除合理运动和调整饮食习惯外,还可搭配药食同源的药膳加以调理,起到预防高脂血症的作用,做到"未病先防"。

三、药膳调理

(一)海带绿豆汤

【配方】海带、绿豆、红糖各150 g。

【制法】将海带用温水泡发,洗净后切成块,与绿豆共煮至烂熟,加红糖调服,每日2次,可连续服用。

【现代药理学研究】海带中的海带多糖可显著降低血液中甘油三酯的水平,提高高密度脂蛋白与总胆固醇的比值,其机制可能为海带多糖在体内结合部分包括牛磺胆酸钠在内的胆酸盐后,促使肝脏不断将胆固醇转化为胆酸盐以维持体内胆汁酸池的动态平衡,故肝脏中胆固醇含量随之降低,进入血液中的胆固醇也随之减少,最终能够起到降血脂的作用。而绿豆中含有的植物甾醇,因其结构与胆固醇相似,故可与胆固醇竞争酯化酶,使之不能酯化而减少肠道对胆固醇的吸收,并可通过促进胆固醇异化或在肝脏内阻止胆固醇的生物合成等途径,使血清胆固醇含量降低。

（二）山楂糕

【配方】山楂500g，冰糖300g，水适量。

【制法】山楂洗净，切去两端，去籽，放入石臼中，捣成浆；山楂浆放入锅内，加入适量凉水，搅拌均匀；开大火熬煮，不停搅拌，开锅后转小火，放入冰糖继续搅拌，酱汁慢慢浓缩成浓厚黏稠状时，关火，然后趁热倒入模具中，彻底放凉后即可食用。

【现代药理学研究】山楂中的黄酮为降血脂的主要成分，能够降低高脂血症患者血清中总胆固醇、甘油三酯和低密度脂蛋白胆固醇含量，升高血清中高密度脂蛋白胆固醇含量。

（三）碧涧羹

【配方】水芹、干贝、豆腐、笋、姜、白醋、清汤、盐。

【制法】干贝洗净，冷水泡发2小时，撕成小块；豆腐切块、笋切丝、姜切细丝、水芹切寸段；起锅入植物油，爆香干贝，加少许白醋去腥；放入水芹段，炒至色翠绿；注入清汤，入豆腐块、笋丝、姜丝；旺火煮沸，转中火炖煮5~8分钟，加盐调味，略煮片刻即可起锅。

【现代药理学研究】芹菜中的膳食纤维在小肠中吸附胆酸，使得胆酸不能被小肠吸收回肝脏，而是随纤维一起经消化道排出体外。为了消化不断进入小肠内的脂肪，肝脏只能靠吸收血液中的胆固醇来补充流失的胆酸，降低了血液中的胆固醇，从而降低血脂。

第三节　高脂血症的中医调理与治疗

高脂血症患者的药物治疗在临床上可以分为两类：中医药辨证治疗和化学药物治疗。中医药辨证治疗的要点是：辨证以脾、肾、肝、心为主，有虚有实；虚证及本虚标实为多见；实证少见于青年体壮者；久病尤其有合并症者以本虚标实证为主。治疗以健脾利湿为主要原则，有热者清热，有火者通泄退火，有瘀者活血化瘀,有痰者祛痰。本病虽有虚证,但不宜大补、久补,而以补通共用为主。

在中医理论中,脾主升清,胃主降浊。如果脾胃运化失司,浊毒不降,腑气不通,则浊脂内留,湿、浊、痰、瘀相互搏结从而引起血脂升高。因此,中医理论认为其"病在血液,其源在脾",故健脾祛湿、化痰降浊佐以活血是其中医调理方针。

现代药理学研究也证实通利腑气可通过抑制胰脂酶活性、减少机体对脂质的吸收,从而降低血脂水平,但具体需要辨证论治。

(一)湿热郁结证

治以清利湿热。常用消脂汤,组方为:生决明子(10~15 g)、荷叶(10~12 g)、泽泻(10~12 g)、茯苓(10~15 g)、菊花(10~12 g)、忍冬藤(10~15 g)、薏苡仁(10~15 g)、玉米须(10 g)。

药理实验研究发现,该方对脂肪肝及高脂血症大鼠模型有明显降低甘油三酯作用,抑制脂肪在肝内沉积。

(二)脾虚痰浊证

治以健脾祛痰。常用二陈汤加减方,组方为:陈皮(10 g)、法半夏(10 g)、茯苓(10~12 g)、甘草(3~6 g)、竹茹(10 g)、胆南星(5~10 g)、苦杏仁(10 g)、白术(6~10 g)。

(三)胃热腑实证

治以清里通泄。常用大承气汤加减方,组方为:大黄(10~12 g)、厚朴(6~10 g)、枳实(10~12 g)、黄芩(10~12 g)、胡黄连(6~12 g)、芒硝(10 g)、栀子(10~12 g)。

实验研究表明,该方有利胆、解热、镇静及降低实验性动脉粥样硬化模型小鼠的总胆固醇作用。

(四)肝郁化火证

治以清肝泻火。常用龙胆泻肝汤加减方,组方为:龙胆(3~6 g)、栀子

（3~10 g）、黄芩（10~15 g）、生地黄（10~15 g）、泽泻（10~12 g）、车前草（10~15 g）、柴胡（10~12 g）、当归（10~12 g）。

实验研究表明，该方具有明显降低血压、利尿及改善脂质代谢作用。

（五）脾肾两虚证

治以健脾补肾。常用清脂汤方，组方为：生何首乌（10~12 g）、菟丝子（12~15 g）、女贞子（10~12 g）、淫羊藿（10 g）、生地黄（10~12 g）、黑芝麻（10~12 g）、泽泻（10~15 g）。

实验研究表明，该方有抗氧化、抗衰老、降低胆固醇等作用。

（六）气滞血瘀证

治以活血理气。常用活血加减方，组方为：丹参（10~15 g）、郁金（10~12 g）、红花（10~15 g）、生蒲黄（10~12 g）、茺蔚子（10~12 g）、大黄（6~10 g）。

该方具有利胆、抗炎、降血脂、抗动脉粥样硬化作用。

第四节　高脂血症的化学药物治疗

一、临床常用降脂药物

降脂药物的选择标准主要有以下4方面：①降脂效果尤其降胆固醇效果确切；②应用常规剂量在4~6周内能使总胆固醇降低20%（低密度脂蛋白胆固醇降低25%）以上，并兼具降低甘油三酯和升高高密度脂蛋白胆固醇的作用；③耐受性好，不良反应少见，不产生严重的毒副作用；④已被证实能明显降低心血管病死率和致残率，不增加非心血管病死率。患者在药物选择时应遵循以上原则，在医生的指导下合理用药。

在临床上，治疗血脂异常的药物主要分为五大类，即他汀类、贝特类、烟酸类及其衍生物、胆固醇吸收抑制剂和胆酸螯合剂。

（一）他汀类药物

他汀类药物是一种具有显著调脂疗效的3-羟基-3-甲基戊二酰辅酶A还原酶抑制剂,是目前临床应用最为普遍的可以调节血脂的药物。他汀类药物的调脂作用机制为抑制机体胆固醇的生物合成,主要是降低血清总胆固醇与低密度脂蛋白胆固醇水平,兼有降低甘油三酯的作用;此外还具有稳定或消退动脉粥样硬化斑块、保护血管内皮、抗炎等多种心血管保护作用。

代表药物:辛伐他汀、普伐他汀、氟伐他汀、阿托伐他汀、瑞舒伐他汀、洛伐他汀等。

适应证:胆固醇吸收较少,但其合成较多的患者。

不良反应:主要表现为胃肠道不适、肝损害及肌病,发生率与用药剂量呈正相关。其中最严重的副作用是横纹肌溶解等致死性不良反应的出现,也就是2001年的拜斯亭事件,引起了国内外学者对他汀类药物造成肌毒性的广泛关注。因其病情严重,故在使用该类药物时应高度重视和警惕。

禁忌证:活动性肝病患者,血清转氨酶持续升高超过正常上限3倍且原因不明者,肌病患者,孕期、哺乳期妇女禁用本品。

特别注意:他汀类与贝特类联用会明显增加横纹肌溶解的风险,故对两药联用应慎重。用药过程中应注意监测肝功能和血清肌酸激酶。若肝脏转氨酶持续升高超过正常上限3倍,或者患者出现肌肉酸痛无力、血清肌酸激酶升高大于正常上限5倍,应及时停药并就医处理。

（二）贝特类药物

贝特类药物主要以降低甘油三酯为主,还可以升高高密度脂蛋白胆固醇,另外还兼有降低胆固醇的作用。

代表药物:非诺贝特、苯扎贝特、吉非罗齐等。

适应证:高甘油三酯血症或以甘油三酯升高为主的混合型高脂血症患者。

不良反应:轻度胃肠道不适,如恶心、腹胀、腹泻等;少数患者可出现肝功能异常、肌痛甚至横纹肌溶解;与他汀类药物合用时不良反应显著增加。此外,长期服用可增加胆石症的发病率,可能与此类药物使胆固醇排入胆汁的量增多,促进胆结石形成有关。

禁忌证：活动性肝病患者以及儿童、孕妇、哺乳期妇女禁用。

注意：长期服用贝特类药物的患者需定期检测肝、肾功能以及血清肌酸激酶。

（三）烟酸类及其衍生物

烟酸是B族维生素的一种，超过维生素作用的剂量时就能起到调节血脂的作用。在所有调脂药物中，此类药物升高高密度脂蛋白胆固醇的作用最强，而且具有广泛的调脂作用，因此可作为辅助或单一的治疗用药。由于烟酸的副作用较大，临床上现选用烟酸衍生物。

代表药物：阿昔莫司。

适应证：主要适用于高甘油三酯血症和混合型高脂血症患者。

不良反应：可导致颜面潮红、皮肤瘙痒及胃肠不适。还可能引起血尿酸及血糖升高。

禁忌证：消化道溃疡，严重肾损伤，有出血倾向者禁用。

注意：长期服用应监测肝、肾功能。

（四）胆固醇吸收抑制剂

胆固醇吸收抑制剂主要通过抑制外源性胆固醇的吸收途径发挥作用，与常用的临床药物之间一般不会发生反应，尤其对他汀类药物的药动学几乎无影响。

代表药物：依折麦布。

适应证：适用于不能耐受他汀类药物或者单用他汀类药物后血脂不能达标的患者。因其安全性与耐受性好，更适用于老年患者。

不良反应：偶有消化道症状（如恶心、腹胀、便秘、腹泻等）和肝功能异常。

（五）胆酸螯合剂

胆酸螯合剂主要在肠道与胆酸结合，阻止肠道对胆酸及胆固醇的吸收，促进其随粪便排泄。因此，胆酸螯合剂的主要作用是降低血中总胆固醇。

代表药物：考来烯胺、考来替泊。

适应证：适用于对他汀类药物治疗无效的高胆固醇血症患者。

不良反应：此类药物的胃肠道副作用较大，降脂作用相对较弱，目前临床已很少使用。

注意：本品可引起脂肪、脂溶性维生素、叶酸吸收不良。长期服用应适当补充维生素A、维生素D、维生素K等脂溶性维生素及钙盐。

二、高脂血症的临床常见联合用药

（一）降低低密度脂蛋白胆固醇的附加作用

他汀类+胆酸螯合剂

他汀类+胆固醇吸收抑制剂（依折麦布）

他汀类+胆酸螯合剂或胆固醇吸收抑制剂（依折麦布）+烟酸

（二）降低显著升高的甘油三酯

贝特类+烟酸

贝特类或烟酸+鱼油

贝特类+烟酸+鱼油

（三）治疗混合型血脂异常

他汀类+贝特类或烟酸

胆酸螯合剂或胆固醇吸收抑制剂（依折麦布）+贝特类或烟酸

三、血脂的定期监测

高脂血症患者需要定期对降脂效果进行检测。对于饮食与非药物治疗患者，建议3~6个月后复查血脂水平；如能达到健康的血脂水平即继续调理，每6~12个月复查一次；如持续达到要求，每年复查一次。

对于药物治疗的患者，建议药物治疗开始后4~8周复查血脂；如能达到目标值，逐步改为每6~12个月复查一次；如开始治疗3~6个月复查仍未达到目标值，则调整药物种类、剂量或联合治疗，再经4~8周后复查；达标后延长为每6~12个月复查一次，并坚持长期服药，保持良好的生活方式。

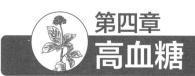

第四章 高血糖

第一节 概　述

一、如何判断自己的血糖是否正常?

空腹血糖是指空腹6~8小时后检测的血糖,正常范围在3.9~6.1 mmol/L;餐后2小时血糖,是指进食2小时后检测的血糖值,正常值应该在7.8 mmol/L以下;糖化血红蛋白生成的多少与血糖的高低密切相关,是衡量血糖控制的"金标准",也是诊断和管理糖尿病的重要手段,其正常范围在 4.1~6.5 mmol/L。

二、糖尿病和高血糖的联系与区别

诊断糖尿病的一个重要指标就是高血糖。临床上规定,糖尿病患者空腹血糖值应等于或者高于7.0 mmol/L,餐后2小时血糖应等于或者高于11.1 mmol/L。如果一个人的空腹血糖为6.1~7.0 mmol/L,餐后2小时血糖为7.8~11.1 mmol/L,这时的血糖既不正常,又没有达到诊断糖尿病的程度,称为糖尿病前期。高血糖包括糖尿病前期和糖尿病,因此,血糖高不一定就是糖尿病。一个处于糖尿病前期的人应注意控制血糖,否则很容易就会转化为真正的糖尿病。

糖尿病是一个相对稳定的状态,在单纯血糖增高的基础上还需要重复测定或者有明显的糖尿病症状才能确诊。

三、糖尿病发生发展的原理

进食之后,食物中的葡萄糖经过胃肠进入血液,变成血糖。血糖随着血液来到细胞面前,需要"外援"胰岛素的帮忙,把血糖搬运进细胞中。血糖进入细胞后转化为人体所需要的能量。

当进食过量时,就会忽略外援"胰岛素"的感受。胃肠吸收太多,过量的血糖成堆来到细胞前,胰岛素搬运得"脚软",累趴下了,只能罢工。这就出现了胰岛素抵抗。此时,血糖进不了细胞导致血糖太多,怎么办呢?胰岛素的"岛主"胰岛听说"前线告急",只能派去更多的胰岛素。所以,在糖尿病前期会出现胰岛素分泌过多的症状。当胰岛库存不够时,没有新的胰岛素派出,血糖又继续往上升。这就是糖尿病发生发展的原理。

在糖尿病发生过程中,胰岛素的作用显得尤为重要。因此,要好好保护胰岛的功能。

第二节　糖尿病的流行病学及其并发症

一、糖尿病的发病率

流行病学调查数据显示,我国约有1.14亿人患有糖尿病,占成年人的11.6%,意味着每10个中国人中就有1人患糖尿病。更加令人担忧的是,糖尿病前期患病率高达50.1%。换句话说,中国一半的成年人处于糖尿病前期。据统计,在糖尿病患者中,只有25.8%的人接受了治疗,其中只有 39.7%的患者血糖控制良好,而多达60.0%的患者并未得到及时诊断和治疗。

我国糖尿病患病率基本上呈"北高南低""东高西低"的分布特征。东北、西北地区,以及经济发达地区的城市居民和老年人患病率相对较高。这些数据表明高血糖和糖尿病已成为非常重要的中国公共健康问题,给广大老百姓和政府带来了沉重的经济负担。

二、糖尿病的并发症

民间有个说法：糖尿病不可怕，就怕队友来找它。糖尿病并发症主要分为急性并发症和慢性并发症两个大类。据统计，糖尿病并发症高达100多种，是目前已知并发症最多的一种疾病。

（一）糖尿病急性并发症

长期处于高血糖的情况下很容易导致内分泌代谢紊乱，严重时会引起急性并发症，如糖尿病酮症酸中毒以及高渗高血糖综合征。

（二）糖尿病慢性并发症

包括大血管病变、微血管病变和神经病变。由于血糖长期升高，血管和神经都会吃不消，而血管连着心脏、大脑、肾、眼、双足等，进一步会对全身许多重要器官造成损害。其中：①大血管并发症包括缺血性脑病及缺血性心脏病，由糖尿病引起的心脑血管疾病有导致心肌梗死、脑梗死的可能，也是导致糖尿病患者寿命缩短及死亡的重要原因；②视网膜和肾都分布了密密麻麻的微血管，好发微血管并发症，如糖尿病肾病和糖尿病性视网膜病变；③糖尿病性周围神经病变，患者表现为感觉丧失，若出现心肌梗死时，此类患者无明显痛感出现，易导致严重后果；④在下肢截肢患者中，糖尿病患者是非糖尿病患者的10~20倍；⑤高血糖的患者也非常容易发生感染。

三、糖尿病并发症的筛查

（一）慢性肾脏疾病筛查

适用对象包括病程大于5年的1型糖尿病患者，所有2型糖尿病患者及所有糖尿病伴有高血压的患者。每年至少要进行定量评估尿白蛋白和估算肾小球滤过率。对于1型糖尿病患者，起病5年后就要进行尿微量白蛋白的筛查，2型糖尿病患者则在确诊糖尿病时应同时检查。但一次检查阳性还不能确诊为持续微量白蛋白尿,需要在3~6个月内复查,如果3次检查中2次阳性则可确诊;如为阴性,则应每年检查一次。

(二)糖尿病视网膜病变筛查

适用对象包括发病时间不超过5年的成人1型糖尿病患者和确诊为2型糖尿病患者。应在眼科医师或验光师指导下做散瞳后综合性眼底检查。如果每年进行一次或多次眼科检查没有视网膜病变的证据,并且血糖控制良好,则可考虑每1~2年进行一次检查。

(三)神经病变筛查

适用对象包括1型糖尿病确诊5年后的患者和所有2型糖尿病患者。应该筛查糖尿病周围神经病变,以后至少每年筛查一次。

(四)足部疾病检查

对所有糖尿病患者每年进行全面的足部检查,以确定溃疡和截肢的危险因素。10 g尼龙丝检查是指将10 g尼龙丝一头接触于患者的大足趾、足跟和前足趾,若患者能感觉到足底的尼龙丝则表示正常,否则为不正常。不正常者往往是糖尿病足溃疡的高危人群,并伴有周围神经病变。所有糖尿病患者应进行10 g尼龙丝试验以判断足溃疡和截肢的风险。

第三节　高血糖的病因及临床表现

一、高血糖和糖尿病的病因

偶然血糖偏高不是高血糖。血糖检查前如果食用大量甜食,检查结果就会出现血糖偏高。所以偶然检查出一次高血糖结果不要过于紧张,应间隔一段时间后再次检查。导致血糖升高的原因主要有以下几方面。

（一）饮食不当

升糖指数全称为"血糖生成指数"，它反映了某种食物与葡萄糖相比升高血糖的速度和能力，常被用来反映食物中碳水化合物对血糖浓度的影响。

一些精制谷物主食（如白米饭和白馒头）中的膳食纤维和维生素等营养物质较少，营养成分单一，导致胃肠对碳水化合物的吸收速度更快，升糖指数也会更高。部分食物最高可达88，远超糖尿病患者饮食标准值55。

（二）不良的饮食习惯

众所周知，高脂肪饮食等都是2型糖尿病的主要危险因素。"吃得多""吃得好""吃得精"的生活方式造成很多青少年罹患糖尿病。现在的年轻人大部分都很喜欢汉堡、薯条这一类高淀粉、高脂肪的快餐，不喜欢蔬菜和水果，长此以往也会导致血糖偏高。

中国工程院院士宁光教授团队用大数据分析建立了"国人饮食行为图谱"，发现煎炸、烧烤食品和甜食与糖尿病患病率呈正相关，可以简单地理解为爱吃煎炸、烧烤的人士患上糖尿病的风险更高，他们还发现我国糖尿病患病率呈"北高南低""东高西低"的分布特征，这与高纬度地区居民倾向于食用煎炸食品相关。

（三）久坐及出行方式的改变

有调查发现，每天看电视2小时可增加糖尿病的患病风险。该分析认为看电视在所有静坐活动中健康风险最高，其原因可能是人们在看电视过程中往往很容易吃东西、喝饮料。据统计，男性在拥有汽车后体重将平均增加1.8 kg，达到肥胖标准的可能性将增加1倍，而肥胖是2型糖尿病的主要危险因素之一。

（四）环境污染

存在于空气中的负氧离子能降低高血糖，环境污染会导致负氧离子含量剧减。人体摄取的负氧离子不足也是导致高血糖的重要原因。

（五）其他疾病引起的高血糖

如感冒、胃肠道出血、脑卒中、冠心病等与高血糖有着紧密的联系。

（六）糖尿病早期症状或未经治疗的隐性糖尿病

排除了上述引起高血糖的诱因后，就极有可能是糖尿病的早期症状和未经治疗的隐性糖尿病。目前糖尿病患病人群已经越来越年轻化，甚至出现很多儿童糖尿病患者。如果发现高血糖一定要及早治疗，预防其转化为糖尿病。

（七）历史环境因素

有学者指出历史环境是造成我国糖尿病患者数量多的重要原因之一。美国遗传学家在20世纪60年代提出了"节俭基因"学说。其主要观点是人类祖先曾长期生活在食物匮乏中，并常有饥荒暴发，那些具有"节俭"适应性能力的人可以最大限度地将食物转化为脂肪储存在体内，进而更容易生存下来。这些具有"节俭基因"特点的人原本是自然进化的优胜者，却在稳定、富足的现代社会因更易囤积脂肪而罹患糖尿病。

2010年，中国疾病预防控制中心和美国哈佛大学的多项研究结果显示，遭遇过1959—1961年三年困难时期的胎儿与儿童，成年后患高血糖症与糖尿病的风险与其有明显的相关性。越是成年以后饮食习惯西方化和经济条件好的人，这种联系越紧密。

二、糖尿病的前期症状与临床表现

糖尿病的前期症状主要包括以下7类：

1. 吃得多

明明吃很多，体重却在下降，刚吃完就感觉饿。

2. 尿多

尿多不仅指尿的次数增多，而且尿量也增多。此外，夜间还会出现尿频，经常起夜上厕所，这也会导致睡眠质量变差。

3. 喝得多

尿多之后使体内的水分减少,当体内水的总量减少1%~2%时,引起大脑口渴中枢的兴奋从而产生极度口渴想喝水的生理现象。

4. 伤口难以愈合

5. 慢性疲劳、身体乏力

6. 足部出现麻痹或疼痛

7. 喉咙和皮肤干燥、发痒

糖尿病最常见的临床表现为"多饮、多尿、多食、体重减轻",简称"三多一少"。糖尿病患者的多饮、多尿症状与病情的严重程度成正比。

第四节　高血糖的诊断

在糖尿病的诊断和治疗中,血糖监测就像打仗时的侦察兵一样,担负着收集"情报"的重要任务。如果监测数据不准确就会延误病情或误导治疗,严重的话会造成生命危险。

一、血糖的检测

（一）静脉血糖

静脉血糖是诊断糖尿病或糖尿病前期的"金标准",一般是在医院由专职人员检测,对于大多数人不太方便。

（二）指尖血血糖

指尖血血糖即指尖血的血糖,可以在家中用家用血糖仪进行自我血糖监测,能够方便、快速地反映身体内的实际血糖水平。

（三）动态血糖监测

动态血糖监测系统可以更加精细地了解我们全天血糖的特点。它通过皮下植入葡萄糖感应器,监测皮下组织间液的葡萄糖浓度而间接反映血糖水平,能持续、动态地监测血糖变化。该系统便于在日常生活状态下检查记录血糖数据,每隔数分钟自动记录血糖数据一次,可以监测72小时到14天内的连续动态血糖变化,并绘制出精确的每日血糖变化曲线。在曲线上标有饮食、运动等事件对血糖的影响。通过动态血糖监测系统可为临床的及时诊断和合理治疗提供重要线索,发现不易被传统监测方法所探测的隐匿性高血糖和低血糖,如餐后高血糖和夜间无症状性低血糖等,进而帮助医生为患者制订个体化的治疗方案,并为患者提供用于糖尿病教育的可视化手段。

（四）口服葡萄糖耐量试验

口服葡萄糖耐量试验提示口服葡萄糖后2小时血糖≥11.1 mmol/L,就达到了糖尿病诊断标准。

（五）糖化血红蛋白

糖化血红蛋白是人体血液中红细胞内的血红蛋白与糖类物质通过非酶促作用形成的糖基化产物。葡萄糖和血红蛋白结合生成糖化血红蛋白是不可逆反应,并与血糖浓度成正比。它的合成过程很缓慢,持续3个月以上(接近红细胞生命周期),因此糖化血红蛋白所占比率能反映出测定前1~3个月内平均血糖水平。糖化血红蛋白的值在4%~6%内,表明被检测者没有糖尿病。美国糖尿病学会认为糖化血红蛋白值控制在7%以下能减少糖尿病并发症的发生。对某些糖尿病患者而言,糖化血红蛋白值在6%以下比较理想。

糖尿病患者在测血糖时不能光测指尖血血糖,还要测糖化血红蛋白值。指尖血血糖和糖化血红蛋白就好比一个球队的两个成绩,指尖血血糖反映了一次比赛的成绩,而糖化血红蛋白反映的是3个月来这支球队的平均成绩。但由于糖化血红蛋白只反映平均血糖值,并不能反映血糖的变化规律。检测血糖时,一位血糖忽高忽低的患者,可能和一位血糖稳定的患者有同样的结果。为避免误诊或漏诊,同时检测这两个指标更有利于医生判断病情。

二、血糖检测的注意事项

血糖控制是指把全天的血糖值控制在可接受的范围内。血糖监测的时间应包括空腹血糖、三餐前血糖、餐后2小时血糖、睡前血糖、随机血糖,必要时可加测凌晨1~3点时的血糖。对于不同病情的糖尿病患者,所选择的时间点也有所侧重。例如,新诊断的患者往往需要规律监测一段时间的血糖,从而指导治疗,一般每天应坚持监测4~7次。血糖控制相对稳定时,每个月监测2~4次;血糖控制未达标者,每周在不同时间监测空腹、餐后血糖至少4次。

三、糖尿病的分型

糖尿病是一种以血糖升高为主要表现的慢性代谢性疾病,主要分为4种类型:1型糖尿病、2型糖尿病、妊娠糖尿病和特殊类型糖尿病。而单基因糖尿病是特殊类型糖尿病中最主要的类型之一。

(一)1型糖尿病

1型糖尿病患者的体内胰岛素绝对不足,必须用胰岛素治疗才能获得满意疗效,否则将危及生命,因此又称为胰岛素依赖型糖尿病。它具有3个特点:①好发于儿童或青少年期;②发病一般比较急骤,"三多一少"症状十分明显,且患者容易发生酮症酸中毒;③必须使用胰岛素治疗。

(二)2型糖尿病

2型糖尿病,也称为成人发病型糖尿病,多在35岁之后发病,占糖尿病患者的90%以上。

2型糖尿病患者体内产生胰岛素的能力并没有完全丧失,但胰岛素降低血糖的效果差,即胰岛素是处于一种相对缺乏状态,可以通过某些口服药物刺激体内胰岛素的分泌。但到后期,也会有一些患者需要胰岛素治疗。

2型糖尿病中一部分患者以胰岛素抵抗为主,胰岛素敏感性下降。这类患者多肥胖,且早期症状不明显,仅有轻度乏力、口渴,常在明确诊断之前就可能发生大血管和微血管并发症。另一部分患者以胰岛素分泌缺陷为主,临床上需要补充外源性胰岛素。

患有2型糖尿病时,胰岛素不能有效发挥作用,即由胰岛素与受体结合含量少所致,因此不仅要检查空腹血糖,而且要观察餐后2小时血糖,尤其应做胰岛功能检查。

（三）妊娠糖尿病

做75 g葡萄糖耐量试验,孕妇空腹血糖不超过5.1 mmol/L,餐后1小时不超过10.0 mmol/L,餐后2小时不超过8.5 mmol/L,3项中有1项超标即可诊断为妊娠糖尿病。

（四）单基因糖尿病

单基因糖尿病是特殊类型糖尿病中最主要的类型之一。单基因糖尿病又分为很多类型,主要包括新生儿糖尿病和成年起病型青少年糖尿病。

据统计,新生儿糖尿病患者大约占人群的20万分之一,成年起病型青少年糖尿病占全部糖尿病患病人群的1%~3%。它们的比例虽然不是很高,但中国人口基数大,按照这个比例计算,我国大概有800万人患有单基因糖尿病,该数字不容忽视。

单基因糖尿病筛查:所有6个月以内诊断糖尿病的儿童应该进行新生儿糖尿病的基因检测;儿童或在青少年期诊断为糖尿病的成人,如果不具备1型糖尿病或2型糖尿病的特点,且连续多代有糖尿病(提示常染色体显性遗传模式),应考虑成年起病型青少年糖尿病的基因检测。

第五节 高血糖的生活方式调理和运动调理

一、高血糖的生活方式调理

对于高血糖的调理,主要包括生活方式调理和药物治疗两大方面。最重要的还是生活方式的改变。选择规律生活、严格控制热量摄入、每天合理运动是高血糖患者保持血糖稳定的法宝。

（一）保持健康生活作息

保持充足睡眠很重要。睡眠不足会刺激皮质醇产生，改变新陈代谢，增加对碳水化合物特别是糖的渴求。强行改变生理规律会使内分泌系统受损。糖尿病属于内分泌系统疾病，一旦内分泌系统受损，患病的概率也就增加了。

建议早睡早起，每晚保持7~8小时睡眠，有助于减少体内脂肪。最好23点前入睡，即使熬夜也别超过2点。睡前听一些轻松的音乐来舒缓心情可以帮助缓解压力，使降糖治疗更有效。

（二）养成良好饮食习惯

多吃富含膳食纤维、不含饱和脂肪酸的食物，限制热量。对于饱和脂肪酸含量较多，高盐和反式脂肪酸含量较多的食物要少吃甚至不吃。避开软饮料有助于减少体内代谢压力。一些零热量软饮料中的人工甜味剂会干扰人体代谢，危害堪比油炸食物，也应避免。如果一日三餐不规律，血糖波动，就容易出现糖代谢紊乱。久而久之，会导致胰岛素抵抗，糖尿病随之而来。

（三）学会调节情绪

喜、怒、哀、乐等精神因素主要影响人体的内分泌、神经系统。内分泌-免疫-神经网络系统发生变化会导致胰岛功能损害。劳心劳神损害了神经、内分泌、免疫系统，会引起代谢类问题，而糖尿病正是内分泌失调导致的代谢病。

高节奏工作和心理压力也会导致体内胰岛素代谢紊乱。此外，糖尿病及并发症的危害很严重，也会给许多患者造成很大的心理困扰。因此，日常多学习糖尿病相关知识，正视疾病，同时学会调节情绪，放松心情，克服患病后的恐惧、消极等不良心态，有助于血糖的控制。

（四）定期筛查、及早防治是关键

1. 监测血压

高血压是糖尿病血管并发症风险增加的主要因素。

2. 眼科检查

通常每年一次,筛查视网膜病变。

3. 肾病筛查

须每年一次,检测尿白蛋白与肌酐的比率。

4. 血脂检测

至少每年一次,血脂异常是糖尿病并发症动脉粥样硬化的主要危险因素。

二、高血糖的运动调理

（一）运动疗法

《2018美国运动指南》指出"单次中等至高强度的运动可降低血压,改善胰岛素敏感性,长期规律运动获益更加明显"。

对于高血糖患者,运动疗法的优点很多。

1. 有利于控制血糖

运动能增加肌肉对血糖的摄取和利用。运动后肌肉和肝脏还会摄取大量葡萄糖补充糖原消耗,血糖水平会进一步下降。

2. 有利于减肥和降低胰岛素抵抗

运动能够消耗热量,减轻体重,而肥胖是导致胰岛素抵抗的重要因素。通过运动减轻体重可降低胰岛素抵抗。

3. 能够改善心肺功能

运动能够提高最大耗氧量,改善循环和呼吸功能,还能够增加血管弹性,增强体质,改善精神状态,提高生活质量等。

对于孕妇来说,运动还可以减少体重过度增加,降低妊娠糖尿病和产后抑郁症的风险。

（二）进行规律的运动,达到锻炼的目标

1. 适时运动更高效

饭后1~1.5小时是血糖最高的时段,此时运动可以避免产生饭后高血糖。规律的运动还可提高胰岛素敏感性,更有助于降低血糖。

2. 制订科学的运动计划

《2018美国运动指南》对各年龄段人群以及孕、产妇,慢性病或行动障碍成人都提出了各自的运动目标。其中成年人的运动目标为: 每周至少150~300分钟的中等强度有氧运动(如骑车、游泳等); 或75~150分钟的高强度运动(如跑步); 或两者结合,再配合每周至少2次的肌肉力量锻炼(如举重、俯卧撑等)。

3. 运动次序很重要

运动前先做准备活动,比如采用低水平有氧运动和静力拉伸,包括伸伸腿、扭扭胯,持续5~10分钟,既能增加全身的柔韧性,也为之后的较大运动做准备。

4. 选择合适的锻炼项目

包括有氧运动、肌肉力量运动等,总时间30~60分钟可消耗体内多余的脂肪; 锻炼结束时可做慢节奏有氧运动或者柔韧性训练,大概持续5~10分钟,如散步、慢走,也可以选择一些常见的传统运动项目,如太极拳动作柔和、速度较慢、拳式简单,而且架势的高或低、运动量的大小都可以根据个人的体质而有所不同,能适应不同年龄、体质的需要。太极拳用意不用力的运动特点,既可消除练拳者原有的笨拙僵硬,又可避免肌肉、关节、韧带等器官的损伤,所以太极拳是一项适合糖尿病患者的运动。另外,八段锦以调和阴阳,通理三焦为主,动静皆宜,通和上下,和畅气血。通过活动全身关节和肌肉,进而改善新陈代谢、增强心肺功能及促进血液循环,达到提高人体各项生理功能的目的,长期锻炼可使人身强体健、耳聪目明。

第六节　高血糖的饮食调理及注意事项

一、高血糖的饮食调理

2017年5月22日,中国营养学会在第十三届全国营养科学大会暨全球华人营养科学家大会上正式发布了《中国糖尿病膳食指南(2017)》。该指南在饮食上建议以低油、高纤为原则,控制饮食主要应抓住三个环节,即: 总热量、饮食种类和餐次。

根据这份糖尿病饮食指南,高血糖或糖尿病患者在饮食中应注意以下几个细节。

(一)吃与动有机结合

做到"管住嘴,迈开腿",包括: ①合理饮食,不要过度节食,预防营养不良; ②不要贪吃久坐,预防腹型肥胖; ③每天坚持合理规律运动是关键。

(二)主食粗细搭配,全谷物、杂豆类占 1/3

主食的摄入量应根据个人情况而定,且选择血糖生成指数低的主食、全谷物、杂豆类等。

(三)蔬菜水果种类、颜色要多样

建议多吃新鲜蔬菜且深色蔬菜占1/2以上,其中绿色蔬菜不少于70%。可选择血糖生成指数低的水果。

(四)多吃鱼、禽

鱼、禽脂肪含量相对较低,而畜肉如猪、羊、牛、驴等的肌肉和内脏脂肪含量较高,饱和脂肪酸较多。蛋黄中富含磷脂和胆碱,对于健康十分有益,因此吃鸡蛋时不应丢弃蛋黄。一些肉类在熏制和腌制加工过程中会释放出多环芳烃类和甲醛等物质,摄入过多可增加肿瘤的发生风险,建议少吃。还需要注意在烹调时要少油、少盐。

(五)奶类豆类每天有

建议每日饮用300g液态奶或者摄入相当量的奶制品。合理摄入大豆及其制品。零食可选择少量坚果。

(六)多喝水

推荐饮用白开水,每天饮用量在1500~1700 mL,饮料可选淡茶,喝茶有助于放松心情,降低压力激素——皮质醇水平,而压力正是导致身体肥胖的一大原因。

（七）细嚼慢咽，注意进餐顺序

进餐时，宜先吃蔬菜再吃肉类，最后吃主食。细嚼慢咽，每口饭菜最好咀嚼25~30次，同时控制进餐速度，一般早餐15~20分钟，中晚餐各30分钟。

（八）注重饮食、运动、血糖的自我管理

注重饮食控制、规律锻炼、监测血糖、高血糖与低血糖的预防和处理等几方面的自我管理，定期接受医生和营养师的个性化专业指导。

二、高血糖饮食调理的注意事项

在高血糖饮食调理中，需要避免以下5方面的饮食误区。

（一）只吃粗粮，不吃细粮

有人认为粗粮的膳食纤维较多，对身体健康非常有好处，有辅助降糖、降脂、通便的功效，且粗粮营养全面，于是就只吃粗粮，不吃细粮。这明显不可取。只吃粗粮不仅增加胃肠道的负担，还会影响蛋白质和一些微量营养素的吸收，长久下去造成营养失衡，不利于身体健康。对于年老体弱、消化功能不好的人士，吃粗粮不仅难以吸收，还会使胃不舒服，进而可能因消化不良、缺乏能量而影响身体健康。

（二）不吃含糖的水果

有人认为甜味水果含糖，吃了会造成血糖升高，因此很多人想吃而不敢吃，甚至坚决不吃水果。这种看法十分片面。

水果中富含维生素、矿物质、膳食纤维以及碳水化合物等多种营养素。不吃水果相当于直接放弃这一大类营养素来源，从营养均衡的角度来说，这种做法不可取。水果中的碳水化合物以果糖为主，其代谢不依赖胰岛素；而且水果所含的膳食纤维还能在一定程度上延缓糖的吸收。因此对于高血糖患者，水果可以吃，只是不宜多吃。

（三）多吃"降糖食物"

有人认为血糖高就要多吃"降糖食物"。他们认为"降糖食物"能降糖，多吃点儿不仅没事，还能减少药物的用量。这种看法明显不正确。

市场上的"降糖饼干""降糖面条""降糖月饼"等，作为食品本身不可能有如药物一样的降糖作用。所以要理智对待类似信息，不可全信。

（四）节食可降糖

有人认为血糖高是因为吃得多、吃得好，少吃些血糖自然就降下来了。这种看法完全不正确。

采用节食甚至断食来降糖极其危险！少吃饭不仅容易导致低血糖或饥饿性酮症，还会导致低血糖后发生反跳性高血糖，使血糖出现大幅波动，反而不利于血糖的控制。饥饿时脂肪与蛋白质分解供能，其产生的大量代谢产物需要肝脏的分解和肾脏的排泄，久而久之，可引起肝、肾功能的损害。

（五）用了降糖药就可以随便吃

有人认为胰岛素是治疗糖尿病的"王牌军"，注射胰岛素就不用再控制饮食了。这种看法不正确。

胰岛素的剂量调整必须在饮食控制的基础上进行。不控制饮食不仅会造成血糖波动，难以确定胰岛素治疗的最佳剂量，还会造成血糖居高不下，增加相应胰岛素的使用量。随着胰岛素用量的逐渐增加，患者体重也将不断增加，而肥胖又恰恰是患者产生胰岛素抵抗的重要原因，最终给治疗带来困难。

三、糖尿病的药膳调理

（一）三七汽锅鸡

【配方】三七10 g，土鸡1只，盐2 g，葱25 g，姜6 g，料酒适量，枸杞子10颗。

【制法】三七洗净，提前清水浸泡2小时；鸡肉洗净斩成小块，葱切段，姜切片；鸡肉放上葱段、姜片、料酒、盐拌匀，并腌制半小时。将所有材料倒入汽锅中,蒸3小时,即可食用。

（二）山药粥

【配方】薏苡仁50 g,山药100 g,清水750 mL,枸杞子适量。

【制法】薏苡仁清水洗2遍,倒入砂锅,清水浸泡1小时;山药去皮切小块,清水中浸泡备用。砂锅开锅后搅拌均匀,加入山药,煮开搅拌均匀。待山药粥煮至软糯黏稠即可食用。

第七节　高血糖的现代医学治疗

一、糖尿病的口服药物治疗

常用的口服治疗药物有双胍类药物、促胰岛素分泌剂、α－葡萄糖苷酶抑制剂、胰岛素增敏剂等四大类。

（一）双胍类药物

主要药物有二甲双胍、苯乙双胍。这类药物的作用机制是减少肝脏葡萄糖的输出,为2型糖尿病一线用药,尤其是肥胖或超重者;对于1型糖尿病,用胰岛素治疗血糖不稳定时,辅用二甲双胍有助于稳定血糖,减少胰岛素的用量。

不良反应中胃肠道反应最为常见,如腹泻、恶心、呕吐、腹胀、厌食等。多发生在服药早期,特点是轻度、短暂,与食物同服可减轻。

注意:该药物不推荐孕妇使用,哺乳期妇女应慎用;与呋塞米、西咪替丁合用时血药浓度增加,副作用增强;与地高辛合用应密切监测肾功能;会增加出血的不良反应;宜为进餐前服用或与餐同服。

（二）促胰岛素分泌剂

主要药物有磺脲类和格列奈类两大类。前者临床常用的是格列齐特、格列喹酮、格列吡嗪、格列本脲和格列美脲；后者常用的药物有瑞格列奈、那格列奈。

这类药物的主要作用机制是刺激胰岛素分泌，使身体产生足够的胰岛素以降低血糖。其适应对象是血糖比较高，但还有潜在胰岛素分泌能力的2型糖尿病患者。也可与其他几种抗糖尿病药物联合使用。

注意：该类使用不当可导致低血糖，特别在老年患者和肝、肾功能不全者中常有发生。肾功能轻度不全者可选用格列喹酮和瑞格列奈，依从性不好者可选择每日服用一次的药物。

（三）α-葡萄糖苷酶抑制剂

临床上常用的主要药物是阿卡波糖和伏格列波糖两种。这类药物的结构与葡萄糖类似，能与葡萄糖抢夺受体，延缓葡萄糖的吸收，其主要作用是降低餐后血糖。适用于各型糖尿病，特别是餐后血糖较高的类型。

不良反应有胃肠道反应，如腹胀、排气增加、腹痛、腹泻。少见转氨酶增高、皮肤过敏反应。

注意：该类药物在单独使用时不引起低血糖，而当该类药物与其他降糖药物合用会出现低血糖。可使用葡萄糖纠正，也可在用餐前服用，或与第一口食物咀嚼同服。

（四）胰岛素增敏剂

主要药物为噻唑烷二酮类药物，如罗格列酮和吡格列酮等。这类药物不刺激胰岛素分泌，但能从多种角度增强胰岛素的敏感性，因此又被称为"胰岛素增敏剂"。其作用特点是使细胞重新对胰岛素敏感，如果没有胰岛素也不会发挥降糖作用。

不良反应有体重增加、水肿，增加心力衰竭风险。单独使用不会导致低血糖，但与胰岛素或胰岛素促分泌剂联合使用有增加低血糖的风险。

注意：自身胰岛功能很差，单用降糖作用不明显时，应定期检查肝功能，若肝功能不全者禁用；不能用于心功能不全者；该类药可能导致绝经前伴胰岛素抵抗患者排卵，对于育龄期妇女应注意避孕；小于18岁的1型糖尿病患者不宜单用，大于18岁的糖尿病患者可将该药与胰岛素合用。

二、糖尿病的胰岛素治疗

胰岛素制剂有很多,按照来源不同,可分为动物胰岛素、人胰岛素以及胰岛素类似物三大部分。

糖尿病患者须在医生的建议下选用适宜自己的胰岛素治疗方案。在胰岛素治疗过程中,需根据空腹血糖和三餐前后血糖的水平分别调整睡前和三餐前的胰岛素用量,建议每3~5天调整1次,每次调整1~4U,直到血糖恢复到正常范围内。适用胰岛素治疗的患者主要包含以下几类。

1. 1型糖尿病患者

这类患者一定要用胰岛素治疗,口服药没有效果。

2. 生活方式调理与口服药联合治疗效果不好的2型糖尿病患者,尤其是明显消瘦的患者

这类患者胰岛功能很差,若不用胰岛素降血糖则很难控制血糖,最后会引发各种慢性并发症。

3. 新诊断的2型糖尿病患者

若伴有明显高血糖时,可以使用胰岛素强化治疗。

4. 患有妊娠糖尿病的妇女

在妊娠期、分娩前后、哺乳期内,如血糖不能单用饮食控制达到正常范围值时,需用胰岛素治疗,禁用口服降糖药。

5. 糖尿病伴急性并发症

糖尿病伴有严重高血糖、尿酮体,或出现糖尿病酮症酸中毒、高渗性昏迷等急性并发症时应及时用胰岛素治疗,否则有生命危险。

6. 糖尿病伴慢性并发症

糖尿病伴有眼底病变、糖尿病肾病、心脑血管病变等慢性并发症时,也需胰岛素治疗。

7. 糖尿病不能接受口服降糖药治疗者

例如糖尿病合并有肝损害、白细胞减少及其他原因(如对口服降糖药过敏等),需要胰岛素治疗。

8. 部分其他类型糖尿病患者

尤其是垂体性来源的肿瘤、胰腺病变、β 细胞功能缺陷致病者,需要胰岛素治疗。

三、如何选择抗糖尿病药物

每类药物的作用特点及适应证都有所区别,在饮食和运动的基础上及时采用药物控制血糖,常以不同作用机制的口服药联合使用。

1. 肥胖或超重的以胰岛素抵抗为主的患者

首选胰岛素增敏剂噻唑烷二酮类(罗格列酮)、双胍类(二甲双胍)或 α - 葡萄糖苷酶抑制剂等。

2. 消瘦或以胰岛 β 细胞功能缺陷为主者

首选胰岛素促分泌剂(如瑞格列奈和那格列奈);从保护胰岛 β 细胞的角度出发,噻唑烷二酮类(罗格列酮)对 β 细胞有一定的保护作用;胰岛素促分泌剂中,瑞格列奈、那格列奈和格列美脲等相对有益;避免长期大剂量应用胰岛素促分泌剂,尤其是强效刺激剂如格列本脲等。

3. 老年患者

首选作用较弱的口服降糖药(如格列喹酮、格列美脲、瑞格列奈和那格列奈)或一些长效的口服降糖药如格列齐特缓释片等。

4. 1型糖尿病应用胰岛素血糖控制不稳定者或剂量较大者

考虑联合应用口服治疗药物。

服用抗糖尿病药物还需注意以下几点:①用药后不可突然中断,否则会使病情恶化,甚至会出现酮症酸中毒;②服用磺脲类药物期间不可饮酒,否则可能导致严重低血糖;③若出现药物耐受性,应更换其他药物;④用药要谨遵医嘱,不可擅自加量或减量,注意药物搭配禁忌,尤其是老年人、孕妇等特殊群体更要十分谨慎;不要轻信偏方。

在治疗糖尿病的"五驾马车"中,糖尿病教育是前提,合理的饮食计划和适当的运动是治疗基础,药物治疗是重要的辅助手段,血糖监测是控制血糖稳定的重要保证。每一步都非常关键,需要个人持之以恒地坚持,才能达到治疗和控制糖尿病的长期目的。

第八节 糖尿病的中医药治疗

一、中医对糖尿病的认识

糖尿病是指以多饮、多尿、多食及消瘦、疲乏、尿甜为主要特征的综合病症，在中医学中属于"消渴病"的范畴。若做化验检查，其主要特征为高血糖及尿糖。主要病变部位涉及上、中、下三焦，其基本病机为阴津亏耗，燥热偏盛。

中国最早的医学典籍、传统医学四大经典著作之一《黄帝内经》中就有了"甘美肥胖，易患消渴"的记载，表明了营养过剩及肥胖与糖尿病的发病有着密切的关系。

消渴病见于唐代王焘《外台秘要·消中消渴肾消方》云："渴而饮水多，小便数，有脂，似麸片甜者，皆是消渴病也。"更明确指出消渴病"尿闻之有水果气，尝之有甜味""夫消渴者，每发即小便至甜"，发现糖尿病有尿甜的现象。

二、糖尿病的辨证分型

（一）阴虚燥热证

王某某，男，66岁，退休工人，有高血糖病史5年。形体消瘦，时常多食易饥。口干舌燥，口渴，大便干结，小便量少，舌红，苔黄，这是明显的胃火旺盛、燥热伤津的症状。同时患者有明显手足心热、盗汗等阴虚火旺的症状。这位老者平素胃火旺盛，暗耗阴津，因此辨证当属于胃火炽盛、阴虚燥热证，可服用玉女煎来清胃泻火，养阴增液。

玉女煎出自《景岳全书》，由石膏、生地黄、麦冬、知母、牛膝组成，具有清胃泻火，养阴增液的功效。若大便秘结不通，可用增液承气汤润燥通腑，待大便通后再转玉女煎治疗，以达到辅助降血糖的目的。现代药理学研究也发现玉女煎的辅助降血糖作用，主要与降低血清胃泌素和血浆胃动素水平，改善胃肠消化功能有关。

（二）气阴两虚证

邓某某,63岁,退休教师,有高血糖病史3年。目前的症状主要有烦渴多饮、口干舌燥、容易饥饿、尿频量多,疲乏,舌边尖红,苔薄黄,脉细数。口干多饮,多食,多尿明显,伴有疲乏,为肺热炽盛,耗气伤津的气阴两虚症状。可选用消渴丸和沙参麦冬汤,辨证治疗。3个疗程后,其症状明显改善,血糖也随之恢复,接近正常。

消渴丸由葛根、生地黄、黄芪、天花粉、玉米须、南五味子、山药、格列本脲所组成,是一个中西药并用的代表药,具有养阴增液,益气生津的功效。其中黄芪益气;生地黄、天花粉滋阴;玉米须有清热解毒、利水消肿的功效;葛根升阳布津,生津止渴;配以降血糖药格列本脲,因此能养阴增液,益气生津,改善糖尿病的主要症状。不仅有良好的降血糖作用,还能缓和格列本脲引起的消化不良、白细胞减少等副作用。临床上主要用于气阴两虚型消渴病。现代药理学研究发现消渴丸主要与调节胰岛 β 细胞增殖、胰岛素分泌、胰岛素抵抗等作用有关,还影响 α−葡萄糖苷酶等多个通路和靶点,可用于糖尿病及并发症。

（三）肝气郁结证

李某某,女,38岁,有高血糖病史8年。主要表现为平素情绪波动大,烦躁易怒,多饮多尿,伴往来寒热,月经不调,乳房胀痛,肝区疼痛等肝气郁结症状。长期情绪波动,导致气机郁结,进而化火,消烁肺胃阴津,而发为消渴病。因此,治疗应以疏肝解郁,清热润肺,生津止渴为主,可选用出自《太平惠民和剂局方》的逍遥散。

逍遥散是一个临床上非常常用的疏肝方剂,具有调和肝脾,疏肝解郁,养血健脾的功效。现代药理学研究发现逍遥散具有保肝、抗抑郁、调节胃肠功能、类雌激素样等作用。临床常用于多种疾病的肝郁、血虚、脾弱证。

（四）脾虚证

汤某某,男,32岁,企业高管,年纪轻轻已有高血糖病史2年。平时工作繁忙,常常不能按时饮食,常觉烦渴,口干舌燥,小便频多,胃肠的消化能力差,时常有腹泻、胃口差、食欲缺乏等脾虚的症状。其症状与不规律饮食导致脾虚,无以蒸化津液有关。因此治疗可选用出自《太平惠民和剂局方》的参苓白术散,益气健脾,改善脾虚的症状。

参苓白术散临床上常用于食积不化,胸脘痞闷,肠鸣泄泻,四肢无力等脾虚夹湿之证。现代药理学研究发现其主要有调节胃肠运动,改善代谢和提高免疫功能等作用。此外,还可选用补脾益肠丸改善相应症状。

(五)肾虚证

王某某,男,52岁,自由职业者,有高血糖病史4年。近年来常尿频,尤其是夜尿频多,每晚常有3~4次夜尿,口干唇燥明显。平时身体非常容易疲倦,头晕耳鸣、腰膝酸软等肾虚的症状也很明显。治疗需滋阴固肾,以六味地黄丸治疗。

六味地黄丸是临床滋阴补肾最常用的方剂,由北宋著名医学家钱乙根据东汉医圣张仲景的经方"肾气丸"的基础上改创而来,被誉为"补阴方之祖",具有滋补肝肾的功效,临床上常用于头晕耳鸣、腰膝酸软、骨蒸潮热、盗汗遗精之证。现代药理学研究表明六味地黄丸具有调节免疫、抗炎、延缓衰老、改善糖尿病并发症等多种药理作用。

(六)阴阳两虚证

唐某某,女,40岁,高校教师,有高血糖病史3年。小便频数,经常头晕、健忘失眠、食欲缺乏、不耐疲劳、乏力、腰膝酸软,还有气短自汗、面白肢冷等症状。其患病的主要原因是肾虚,失去固藏导致。而她的全身症状表明肾阴阳俱虚,因此治疗宜选用金匮肾气丸,以温阳滋肾固摄。

金匮肾气丸是医圣张仲景的经方,也是临床上常用的温阳滋肾的药物。现代药理学研究发现,金匮肾气丸具有抗衰老,增强免疫力,改善脂代谢、糖代谢,增强神经-体液调节,改善垂体-肾上腺皮质功能等作用。

以上几个病例分别对应了糖尿病常见的六个辨证分型,分别是:阴虚燥热型、气阴两虚型、肝气郁结型、脾虚型、肾虚型和阴阳两虚型。只要辨证准确,用药得当,再结合使用西药降糖药,对血糖控制和症状缓解有很好的作用。

第五章
高尿酸血症

第一节　概　　述

一、高尿酸血症的概念

尿酸是嘌呤化合物的最终代谢产物,人体内每天都会产生尿酸,同时也有等量的尿酸从肾脏和肠道排出体外,以维持自身平衡。当体内嘌呤代谢紊乱和/或尿酸排泄减少时,则会导致尿酸在体内蓄积,血尿酸水平增高,进而产生高尿酸血症。高尿酸血症是指体内尿酸生成增加或者排泄减少时,血尿酸水平升高所致的一种嘌呤代谢性疾病。

二、高尿酸血症的危害

(一)痛风性关节炎

高尿酸血症可诱发多种疾病,最常见的是痛风性关节炎,俗称痛风。痛风是由单钠尿酸盐沉积在关节及周围结缔组织而引起的炎症性疾病。高尿酸血症是痛风的发病基础。尿酸水平越高,持续时间越长,发生痛风的可能性就越大。痛风好发于40岁以上男性,高嘌呤饮食、受寒、饮酒、外伤等都会诱发痛风。痛风主要表现分为3期:①急性关节炎期,突发关节红、肿、热、痛与功能障碍,最常见于第一跖趾关节;②间歇期,关节炎间歇发作;③慢性关节炎期,关节出现僵硬畸形、运动受限。通过临床表现、实验室检查、X线检查都有助于诊断。

痛风虽然是高尿酸血症所致,但它们二者并不能等同。

高尿酸血症和痛风是两种常见的嘌呤代谢性疾病。高尿酸血症虽然是痛风发病的重要生化基础,但只有5%~12%的高尿酸血症患者最终会发展为痛风,大部分的患者可能一生都不会痛风发作,因为高尿酸血症发展到痛风还需要经过一个关键环节——尿酸盐的结晶化。尿酸盐结晶具有很强的致炎性,可以诱导白细胞趋化,产生大量的炎症介质,从而导致关节红、肿、热、痛的急性痛风反应。

因此,尽管高尿酸血症患者体内的尿酸水平较高,但如果不发生尿酸的结晶过程,就不会引发痛风。

(二)痛风肾病

当尿酸盐沉积在肾脏时,可诱发痛风肾病,包括急、慢性的高尿酸血症肾病和尿酸性尿路结石。而尿酸性尿路结石同其他原因导致的结石一样,常表现为腰痛和血尿,如果出现输尿管堵塞时,则会出现发热、少尿、无尿、肾积水、血肌酐升高等症状。当上述疾病造成肾功能损伤时,肾脏排泄尿酸能力下降,导致血尿酸进一步升高,尿酸盐在肾脏沉积增加,则会加重病情。

(三)糖尿病

长期高尿酸血症可破坏胰岛β细胞功能而诱发2型糖尿病。国外研究发现,25%的糖尿病是由于高尿酸血症所致。血尿酸水平增高不仅增加2型糖尿病的患病风险,也是非糖尿病人群未来发生2型糖尿病的独立危险因素。糖尿病患者血尿酸水平升高更容易发生糖尿病肾病,因此高尿酸血症还是糖尿病肾病进展和恶化的重要预测因子。

三、高尿酸血症的流行病学

随着中国经济、社会高速发展,国民的生活水平和饮食结构已发生变化。人们的竞争压力越来越大,再加上高营养、高嘌呤、高蛋白饮食摄入的增多,越来越多的人因为不良的饮食和生活习惯罹患高尿酸血症。据《2021年中国高尿酸及痛风趋势白皮书》的数据显示,近年来,我国高尿酸血症患病率明显上升,患病人群呈年轻化趋势。中国高尿酸血症的总体患病率为13.3%,患病人数约为1.77亿;痛风总体发病率为1.1%,患病人数约为1466万,已经成为我国仅次于糖尿病的第二大代谢类疾病。高尿酸血症主要在中老年男性和绝经后女性中高发,且男性发病率高于女性。基于线上用户的调研显示,18~35岁的年轻高尿酸血症及痛风患者占比近60%。高尿酸血症的患病人群逐渐年轻化,越来越多的年轻人也深受该病的困扰。因此,关注高尿酸血症刻不容缓。

四、高尿酸血症的病因

高尿酸血症的病因包括两种,一种是尿酸生成增多,超出体内代谢能力;另一种是尿酸排泄减少,导致其在体内蓄积,诱发高尿酸血症。

(一)尿酸生成增多

1. 食物中嘌呤摄入过多

由于人体30%的尿酸都来源于食物,如果摄入过多的高嘌呤食物,则会导致嘌呤的终末代谢产物尿酸合成增加,体内如果不能及时把它清除出去,就会产生高尿酸血症。

2. 遗传性嘌呤代谢酶缺陷

因遗传因素,出现嘌呤代谢酶缺陷,导致尿酸生成增加。

3. 继发于某些疾病

某些骨髓增生性疾病如白血病、淋巴瘤等或恶性肿瘤放化疗后,导致细胞核内的核酸大量分解,尿酸生成增加。

(二)尿酸排泄减少

慢性肾小球肾炎、肾盂肾炎等引起的肾小球滤过功能减退,肾功能受损,可使尿酸排泄减少,导致血尿酸浓度升高。可考虑使用促进肾脏排泄能力的药物,让尿酸更容易排出。

五、高尿酸血症的临床表现

高尿酸血症可以没有任何临床症状,这种称为无症状高尿酸血症。少部分患者会出现尿酸盐结晶、沉积在关节诱发痛风性关节炎,表现为关节的红、肿、疼痛。长期显著的高尿酸血症可导致痛风石、高尿酸血症肾病和尿酸结石形成,严重者可导致关节活动功能障碍和畸形。

六、高尿酸血症的诊断

临床上主要根据血生化检查中的血尿酸水平进行诊断。国际上将高尿酸血症的诊断标准定义为在正常嘌呤饮食的状态下,非同日2次空腹血清尿酸,男性 > 420 μmol/L、女性 > 360 μmol/L。

第二节　高尿酸血症的调理

高尿酸血症的发病与不合理的饮食习惯和生活方式密切相关,因此可以通过调节饮食习惯和生活方式,达到控制甚至降低血尿酸水平的目的,避免痛风及其他并发症的出现。

一、调节情绪，健康身心

过度紧张、焦虑和强烈的精神创伤等都容易诱发痛风的发作,甚至加重病情。需要针对高尿酸血症患者的心理问题及原因,指导患者学会自我调节,保持心情舒畅,以适应社会环境的变化,且应避免过度的情绪波动,影响身心健康。

二、坚持运动，控制体重

定期、持续的有氧运动对降低血尿酸水平有重要作用，可增加能量消耗，减轻和控制体重。因此，除帮助患者制订切实可行的运动锻炼计划外，还应让患者树立长年坚持锻炼的信念，每日进行30分钟以上中等强度运动。肥胖者应减轻体重，使体重控制在正常范围。运动形式可以选择太极拳、八段锦、健身操、散步、慢跑等有氧运动为主，避免剧烈运动。

三、均衡营养，健康饮食

"高尿酸血症患者需要严格控制高嘌呤食物"这一认识已经深入人心，但它并不全面。事实上，高尿酸血症患者还需适当控制高脂、高蛋白质、高盐和高糖食物的摄入，做到均衡饮食。

（一）低嘌呤饮食

按照食物嘌呤含量不同，将其分为高、中、低嘌呤食物。其中高嘌呤食物包括动物内脏、浓肉汁、火锅汤、海鲜、酵母粉、啤酒等；中嘌呤食物包括肉类、熏火腿、肉汁、鱼类、贝壳类，麦片、面包、粗粮，青豆、豌豆、菜豆、黄豆、豆腐等；低嘌呤食物包括米、面、米粉、面条、燕麦片、玉米、乳类、蛋类，动物油、植物油，蔬菜、水果，茶、咖啡、巧克力、干果、红酒等。

已有高尿酸血症、痛风及中老年人群应严格控制高嘌呤食物的摄入，适当减少中嘌呤食物，平时应以低嘌呤食物为主。

然而，海鲜虽然归为高嘌呤食物，但并非所有的海产品嘌呤含量都高，如海参、海蜇皮和海藻的嘌呤含量就比较低；当然也并非所有蔬菜都是低嘌呤食物，如黄豆、扁豆、香菇及紫菜的嘌呤含量就偏高，但并不增加罹患痛风的风险；还有一些低嘌呤食品，如富含果糖的饮料及水果，对痛风患者也存在危害。在吃鸡、鱼和肉类时，最好能先用宽汤生煮，这样可以使50%左右的嘌呤溶解在汤内，然后弃汤食用，以减少嘌呤的摄入量。

（二）低蛋白、低脂、限糖、限盐饮食

高尿酸血症患者常伴肥胖和高脂血症，且高脂饮食会减少尿酸的排出，食物中的嘌呤常常与胆固醇和脂肪同时存在。因此高尿酸血症患者也应该严格控制脂肪的摄入量。而痛风患者常合并高血压，故食盐每日摄入量应控制在6 g以下。适量限制蛋白质的摄入量可减少嘌呤的摄取。过量摄入果糖会增加尿酸的生成。因此，高尿酸血症患者除严格控制高嘌呤食物摄入外，还需适当控制高脂、高蛋白、高盐和高糖食物的摄入，做到均衡营养，健康饮食。

（三）增加摄入类型

碳水化合物作为能量的主要来源，应充足摄入。此外，还需注意补充维生素和矿物质，尤其需要供给充足的维生素C和B族维生素。高尿酸血症患者还可以多食用富含维生素C的新鲜蔬菜和水果，可促进组织内尿酸盐的溶解，有利于尿酸排出。

因此，推荐高尿酸血症患者每日合理膳食结构为：主食250 g、鸡蛋75 g、牛奶250 g、蔬菜650 g、水果400 g、油20 g、盐5 g、水2000 mL。若以营养物质计算，每日需要总能量1600 kJ，包括蛋白质47 g（12%），脂肪41 g（23%），碳水化合物263 g（65%）。

四、养成良好的生活习惯

一言以蔽之，多喝水，不贪嘴，禁饮酒，不熬夜。

（一）多喝水

多喝水有利于稀释尿液和促进尿酸的排泄，尤其是痛风患者应大量饮水，每日应在2000 mL以上。可以饮用凉白开水和偏碱性的矿泉水（pH6.5~8.5）。不推荐饮用偏酸性的纯净水（pH6.0）。临睡前饮水可预防尿路结石。

（二）不贪嘴

吃饭忌暴饮暴食，要定时定量，也可以少吃多餐。暴饮暴食或同一餐中进食大量肉类常常是导致痛风急性发作的诱因。要少吃火锅，不喝火锅汤。忌辛辣、刺激性食品，不吃煎炸食物和熏烤食物，严格控制食用高嘌呤、高脂肪、高蛋白、高糖、高盐食物。

（三）禁饮酒，不熬夜

过量饮酒是导致高尿酸血症的重要原因，因为酒精可以造成体内乳酸堆积。乳酸对尿酸的排泄有竞争性抑制作用，导致血尿酸增加，故高尿酸血症及痛风患者应禁酒，尤其是啤酒和白酒；可少量喝点红酒。此外，患者平时生活要规律，注意劳逸结合，保证充足睡眠。

总之，随着近年来高尿酸血症的患病率不断上升。我们要学会做自己身体的调理师，通过科学、合理地调整生活习惯、饮食、运动对高尿酸血症进行调理。同时还应该加强普通人群的健康教育，普及高尿酸血症的相关知识，推行血尿酸筛查。早日实现高尿酸血症的早诊断、早治疗。

五、高尿酸血症及痛风的药膳食疗调理

以下介绍几种常用的调理高尿酸血症和痛风的中药药膳方。

（一）高尿酸血症的药膳调理

1. 葛根粥

【配方】葛根粉100 g，枸杞子7~10颗。

【制法】将葛根粉加入300 mL沸水中调煮，当稀稠适中呈半透明时放入7~10颗枸杞子。

2. 鲜荷叶薏苡仁粥

【配方】薏苡仁150 g，鲜荷叶30 g，大米30 g，水750 mL。

【制法】将薏苡仁、大米同煮，当二者将熟时加入洗净切碎的荷叶，再煮

5分钟后即可食用。

（二）痛风的药膳调理

防治痛风的中医食疗药膳方法也有很多，大家最熟悉的大蒜就可以降低体内嘌呤含量，治疗痛风。具体方法是将鲜大蒜切成蒜末，水开过后蒸3分钟即可，平时三餐均可服用。如若痛风急性发作，中药药膳的使用也需要根据患者的证型，进行分型施治。

1. 湿热痹阻型

（1）百合薏苡仁粥

【配方】干百合60 g，薏苡仁60 g，粳米60 g。

【制法】将上述3味洗净后，放锅内煮粥。

【功效】清热润肺，健脾利湿。

【用法】每日1次作主食服用，连服1个月。症状消失后坚持服用，每周1~2次。

（2）百合薏苡仁汤

【配方】百合（鲜品）30 g，薏苡仁30 g，芦根（干）10 g。

【制法】将芦根洗净，煎汁，再向煎汁加水；将薏苡仁煮至八成熟时加入百合瓣，继续小火加热；以薏苡仁、百合熟烂为度，得煎汤500 mL。

【功效】清热润肺，健脾利湿。

【用法】每日2次，每次250 mL。

（3）金银花桑枝粥

【配方】金银花30 g，桑枝10 g，粳米100 g。

【制法】金银花和桑枝入砂锅，水煎30分钟，去渣取汁备用。粳米淘洗干净，入锅加适量水，煮粥至将熟时兑入药汁，续煮成粥。

【功效】清热化湿，活络止痛。

【用法】每日1次作主食服用。

2. 寒湿痹阻型

（1）白芥莲子山药糕

【配方】白芥子粉5 g，莲子粉100 g，鲜山药200 g，陈皮丝5 g，红枣肉200 g。

【制法】先将山药去皮切薄片,与红枣肉一起捣碎,再与莲子粉、白芥子粉、陈皮丝及适量的水共同调和均匀,蒸糕。

【功效】健脾补肾,通络止痛。

【用法】每次50~100 g。

（2）芝麻桂膝糊

【配方】桂枝20 g,牛膝20 g,黑芝麻100 g,面粉200 g。

【制法】将桂枝、牛膝研成细粉,黑芝麻捣碎,加面粉共同混合均匀,上笼蒸。蒸熟后放入铁锅中用文火炒黄,装入瓶中。

【功效】清热通络,祛风除湿,强壮筋骨。

【用法】每日3次,每次20 g,用温水冲成糊状食用。

第三节　高尿酸血症和痛风的现代医学治疗

一、高尿酸血症的分类

现代医学认为高尿酸血症是由于尿酸生成增多或排泄减少,导致体内血尿酸水平增高所致。当血中尿酸盐的浓度超过最大溶解度时,尿酸盐结晶沉积于关节则可导致痛风性关节炎急性发作。本病分为原发性与继发性两类。

（一）原发性高尿酸血症

原发性高尿酸血症是一种先天遗传代谢缺陷性疾病,具体发病机制尚不明确,多有遗传性。其与促进尿酸生成相关酶的数量及活性增加和/或抑制尿酸生成相关酶的数量和活性降低有关。如相关基因变异导致酶的缺陷,则会出现先天性嘌呤代谢障碍,导致内源性尿酸生成过多。

（二）继发性高尿酸血症

继发性高尿酸血症是由白血病、淋巴瘤等骨髓增生性疾病或恶性肿瘤放化疗后，细胞核内的核酸大量分解导致尿酸升高；或者因为肾功能不全以及服用某些药物，抑制了肾小管排泄尿酸，导致尿酸排泄减少从而引起体内血尿酸增高所致。

二、高尿酸血症的治疗方法

（一）改善生活方式

包括健康饮食、戒烟限酒、坚持运动和控制体重。

很多人在确诊为高尿酸血症后不以为然，觉得只要没有什么症状，就可以听之任之。这种观点非常危险。要知道体内血尿酸过高容易诱发痛风、痛风肾病，并且增加罹患心血管疾病的风险。因此，改善生活方式，养成良好的饮食和生活习惯，对所有的高尿酸血症患者均适用。

（二）碱化尿液

碱性环境有利于尿酸盐的溶解和排泄，所以高尿酸血症患者需要将尿pH维持在6.2~6.9。常用药物为碳酸氢钠片（小苏打片）。

（三）避免使用升高血尿酸的药物

包括利尿药（尤其是噻嗪类利尿药）、皮质激素、胰岛素、抗生素（如青霉素、洛美沙星、莫西沙星等药物）、抗结核药（如吡嗪酰胺、乙胺丁醇和异烟肼等药物）以及烟酸和免疫抑制剂（如环孢素、他克莫司等药物）。

注意以下特殊用药情况：①对于需要服用利尿药的高尿酸血症患者，首选非噻嗪类利尿药，同时碱化尿液、多饮水，保持每日尿量在2000 mL以上。②对于高血压合并高尿酸血症的患者，首选噻嗪类利尿药以外的降压药。因为大剂量或长期服用噻嗪类利尿药（如呋塞米、氢氯噻嗪、依他尼酸等）会导致肾小管对尿酸钠的重吸收增加，从而增高血液中尿酸的浓度。③对于有指征服用小剂量阿司匹林的高尿酸血症患者，建议碱化尿液、多饮水。因阿司匹林对尿酸代谢的影响是双向的，当其小剂量使用时可引起尿酸潴留，大剂量使用时则可增加尿酸的排泄量。④抗结核药或其代谢产物（5-羟吡嗪酸）与尿酸竞争有机酸排泄通道,会减少尿酸排泄。因此,高尿酸血症患者应尽量避免服用上述药物,如果必须服用,则需注意这些药物升高血尿酸的风险。

(四)降尿酸药

无症状高尿酸血症患者,如果合并心血管危险因素或心血管疾病(如高血压、糖耐量异常或糖尿病、高脂血症、冠心病、脑卒中、心力衰竭或肾功能异常等),其血尿酸＞476 μmol/L时,需要给予药物治疗;如果不合并心血管危险因素或心血管疾病,当血尿酸＞535 μmol/L时,也需要给予药物治疗。

根据高尿酸血症的病因,常用的降尿酸药物分为抑制尿酸生成药和促进尿酸排泄药。

1. 抑制尿酸生成药

包括别嘌醇和非布司他。

别嘌醇能抑制黄嘌呤氧化酶,减少尿酸的生成,从而达到治疗痛风的作用;此外还能防止肾中形成尿酸结石,常用于高尿酸血症、痛风和高尿酸血症肾病的治疗。

非布司他是一种全新高效的非嘌呤类选择性黄嘌呤氧化酶抑制剂,其疗效和安全性优于别嘌醇。

2. 促进尿酸排泄药

包括丙磺舒和苯溴马隆。

丙磺舒可抑制肾小管对尿酸的再吸收,促进其排泄。此药不良反应较少,但肾功能不全者禁用,否则治疗初期可使症状加重。

苯溴马隆能抑制肾近曲小管重吸收尿酸,服药后24小时血中尿酸浓度下降35%左右。不良反应较少,个别可见粒细胞减少。其疗效和安全性优于丙磺舒。

注意:苯溴马隆不宜与水杨酸类(如阿司匹林)同服,以免降低其疗效。

(五)需要积极控制与血尿酸相关的危险因素

积极控制高尿酸血症相关的心血管危险因素,如高脂血症、高血压、高血糖、肥胖及吸烟,应作为高尿酸血症治疗的重要组成部分。

如果体检时发现自己的血尿酸偏高,不建议自行服药,应到正规医院找专业医生进行诊断和治疗。医生会根据具体病情给出专业、个性化的治疗方案。

三、痛风的治疗方法

高尿酸血症没有得到很好的控制,就会引发痛风。痛风急性发作时最痛苦的症状是关节红、肿、热、痛。因此,痛风的药物治疗分为两大类:一是针对痛风所引起的急性关节疼痛所采用的对症治疗,二是针对痛风的高尿酸状态所采用的对因治疗。

(一)对症治疗

主要目的是消炎镇痛,首选非甾体抗炎药,二线药物选择秋水仙碱,三线药物选择糖皮质激素。

痛风急性发作时,首先考虑缓解患者的临床症状。推荐先使用足量、足疗程的非甾体抗炎药,如吲哚美辛、布洛芬、双氯芬酸钠等来缓解疼痛。但是这类药物可能会出现胃肠道损伤等不良反应。

而对非甾体抗炎药有禁忌的患者,或者需要预防复发性痛风性关节炎急性发作时,建议单独使用低剂量秋水仙碱。但是秋水仙碱还能够引起骨髓抑制、肝细胞坏死、肾衰竭、神经系统毒性、精子减少、脱发甚至死亡等不良反应,所以在治疗急性痛风时的用量应因人而异。中老年人和肝、肾功能受损者应小剂量用药。静脉注射也应慎用。

糖皮质激素(如甲泼尼龙等)属甾体类药物,是治疗痛风的三线药物。只有在严重急性痛风发作伴有较严重全身症状,非甾体抗炎药和秋水仙碱治疗无效或患者不能耐受时才使用糖皮质激素。由于糖皮质激素减量或撤药后易发生"反跳"现象,因此最好同时应用维持量秋水仙碱或吲哚美辛5~7天。

(二)对因治疗

主要目的是降低尿酸,包括抑制尿酸生成的别嘌醇和非布司他,还有促进尿酸排泄的丙磺舒和苯溴马隆。

综上所述,除了健康饮食、戒烟限酒、坚持运动和控制体重外,对于需要进行药物治疗的高尿酸血症患者以及痛风患者,应指导和鼓励其按规定坚持服药。并嘱咐患者避免服用升高尿酸的药物,以免影响疗效,甚至加重病情。

第四节　高尿酸血症和痛风的中医药治疗

一、中医对高尿酸血症的认识

高尿酸血症是西医的病名,中医并无"高尿酸血症"一说。古人根据其所引发的关节炎或肾脏损害,进而出现的关节疼痛、尿路结石和水肿等病证,归为中医学的"历节""痹证""淋证""水肿"等范畴。

高尿酸血症患者大多形体丰腴,嗜食肥甘厚味,久则损伤脾胃。中医认为脾主运化水湿,脾虚失运则内生湿邪,湿郁化热;或聚生痰浊,久而入络为瘀,导致湿、热、痰、瘀诸邪或瘀阻血脉,或留滞经脉关节,则诱发本病和痛风。因此,中医认为该病病位在于筋、骨,病根源于脾、肾,病机属虚实夹杂,以脾肾不足为本,湿、热、痰、瘀互结为标,饮食不节、情志不遂、劳逸无度为其诱因。

中医治病讲究整体观念、辨证论治;标本同治、急缓同治。根据患者病因病机和临床症状的不同,分为湿热内蕴型、痰瘀阻滞型、脾虚湿盛型、脾肾阳虚型等。治疗上以补肾健脾法治病之本,清热利湿法治病之标,豁痰祛瘀法治病之顽,再配合饮食及运动以提高效果。

二、治疗高尿酸血症和痛风常用中药及药理作用

中医认为高尿酸血症患者以脾肾不足为本,湿、热、痰、瘀互结为标。因

此,临床上针对其病因病机使用频率较高的中药包括祛湿泄浊药、祛风除湿药、活血通络药、清热解毒药、消肿散结药和补益脾肾药等。

现代药理学研究发现,清热解毒药金银花、蒲公英能够明显降低高尿酸血症模型小鼠的血尿酸水平,其主要作用机制之一为抑制肝脏黄嘌呤氧化酶活性;大黄能抑制痛风发作时关节的炎症反应,而且还可以抑制黄嘌呤氧化酶的活性,从而影响尿酸的形成,降低血尿酸水平。

健脾祛湿药薏苡仁提取物能显著降低高尿酸血症小鼠的血尿酸水平。

祛湿泄浊药萆薢含有薯蓣皂苷等多种皂苷,既能抗炎,又能增加尿酸排泄,还能降低血尿酸。

祛风通络药威灵仙含有白头翁素、皂苷,能增加尿酸排泄,降低血尿酸水平。

此外,葛根提取物能缓解急性痛风性关节炎模型大鼠关节肿胀,降低血尿酸水平;百合中含有秋水仙碱等成分,对痛风性关节炎有防治作用。

上述研究结果从现代医学角度阐释了中医药防治高尿酸血症的作用机制,但是"药有个性之专长,方有合群之妙用"。在具体的临床治疗中,想要获得更好的疗效,还需结合患者具体的临床表现,进行辨证施治。

三、中医对高尿酸血症和痛风的辨证治疗

(一)湿热内蕴型

关节红肿热痛,局部灼热,得凉则舒,得热则剧,且病势较急,伴发热,口渴,心烦,小便短黄或淋浊疼痛,舌质红,苔黄或腻,脉象滑数或弦数,辨证属湿热内蕴型。治以清热利湿、活血通络。可选用当归拈痛丸或加味四妙汤加减。

(二)寒湿痹阻型

关节肿痛,屈伸不利,或见局部皮下结节、痛风石,伴关节喜温,肢体麻木不仁,小便清长,大便溏薄。舌质淡红,苔薄白,脉象弦紧或濡缓。辨证属于寒湿痹阻型。治以祛风散寒、除湿通络。可选用桂枝乌头汤加减。

（三）痰瘀阻滞型

关节肿痛反复发作、时轻时重,局部出现硬节或者痛风石,伴关节畸形、屈伸不利,局部皮色暗红,体虚乏力,面色青暗。舌质绛红有瘀点,苔白或黄,脉象沉滑或细涩。辨证属于痰瘀阻滞型。治以化痰散结、活血通络。可选用二陈桃红饮加减。

（四）肝肾阴虚型

关节疼痛,反复发作、日久不愈、时轻时重,或关节变形、可见结节、屈伸不利,伴腰膝酸软,耳鸣口干,肌肤麻木不仁,神疲乏力,面色潮红。舌质干红,苔薄黄燥,脉弦细或细数。辨证属于肝肾阴虚型。治以补益肝肾、祛风除湿。可选用独活寄生汤加减、壮腰健肾丸等。

（五）脾虚湿盛型

纳食减少,胃脘满闷,大便泄泻,甚至恶心呕吐;口黏不渴或渴喜热饮,肢体困倦,甚至浮肿。舌苔白腻,脉缓。辨证属于脾虚湿盛型。治以健脾祛湿。可选用参苓白术散加减。

（六）脾肾阳虚型

形寒肢冷、面色㿠白、腰膝酸软、腹中冷痛,久泻久痢、五更泄泻、下利清谷,小便不利、肢体浮肿,甚则腹胀如鼓;或见小便频数,余沥不尽,或夜尿频多。舌淡胖或边有齿痕,舌苔白滑,脉沉细无力。辨证属于脾肾阳虚型。治以温补脾肾、利水渗湿。可选用真武汤、附子理中汤加减。

第六章
共病

第一节　"四高"共病的概述

　　日常生活中,除了只患有高血压、高脂血症、高血糖、高尿酸血症等其中一种慢性病的患者外,还常常可以看到很多集高血压、高脂血症、高血糖、高尿酸血症等两种或多种疾病于一身的患者。这几种疾病之间关系非常密切,一旦有了其中一种,其他几种疾病也会接踵而至,各种疾病之间又时常相互影响。

一、共病的定义

　　共病也被称为同病或合病,是指两种或两种以上疾病共同集于一身,如高血压、高脂血症共病即是指同时有高血压和高脂血症两种疾病。

二、"四高"共病之间的相互影响

　　举一个简单例子说明一下它们之间的"密切关系"。

　　人们通过一日三餐来满足机体的能量供应,其中供能物质主要是碳水化合物,比如米饭、面条或者面包。正常情况下人体通过胰岛素的"合理调配"功能,将血液中碳水化合物的水解产物——葡萄糖优先进行代谢供能; 其次以肝糖原、肌糖原等形式分别储存于肝脏和肌肉中; 如果还有过剩的葡萄糖,则进一步通过糖异生途径生成脂肪,保存于脂肪细胞中,从而维持血糖浓度的稳定。

　　如果机体出现异常(例如胰岛素抵抗),那么即使此时机体胰岛素浓度偏高,但它已经被"废掉武功",无法行使正常的生理功能,这时血液中的葡萄糖就无法被处理,最终导致高血糖的发生。而胰岛素过多可刺激肝脏产生更多的低密度脂蛋白,同时抑制高密度脂蛋白的产生。过多的低密度脂蛋白无法被消耗,就会导致高脂血症的发生。此外,过多的低密度脂蛋白被血管壁的单核细胞吞噬形成泡沫细胞,最终形成脂质斑块,同样可使血管发生硬化,甚至堵塞。而在长期的高血糖情况下,葡萄糖与血液中的蛋白相结合,最终生成不可逆的糖基化终末产物,使血管发生硬化,增加血流阻力。

以上两种情况导致血流阻力增加后,为了保持血液的正常运转,发动机——心脏需要代偿性地增加推力,结果带来了高血压。高血压反过来又可进一步影响机体葡萄糖和血脂的代谢。由此可见,高血糖、高脂血症、高血压可谓是形影不离的"高家三兄弟"。

三、共病的流行病学

流行病学调查结果显示,冠脉综合征患者中有86%的男性多合并有高血压、高脂血症等其他多种危险因素,女性患者则高达95%。

四、共病的风险

共病不是单一疾病的简单叠加,共病比单一疾病风险更大,因为各种危险因素之间会互相影响,共病增大的风险不仅是各种危险因素的单独叠加,而且进一步加速各种并发症的出现。

国外有研究发现冠心病患者在血压异常基础上,如果伴随血脂异常,冠心病死亡率风险相对于单独血压异常或血脂异常要增加2.5~2.8倍。另外也有学者指出在高血压和高脂血症并存的情况下,心血管疾病的发生率会增加3~4倍,同时也会加速动脉粥样硬化和增加心血管疾病的死亡率。

五、共病的临床表现和诊断

如果患者是高血压、高脂血症、高血糖、高尿酸血症共病,那么应该分别具备高血压、高脂血症、高血糖和高尿酸血症的单一疾病的临床表现和诊断标准。前面的章节已经对它们各自的临床表现和诊断标准作了详细的介绍，这里不再赘述。

第二节 "四高"共病的生活方式、运动和饮食调理

一、生活方式调理

健康的生活方式对疾病的预防和治疗至关重要，如果是高血压、高脂血症、高血糖、高尿酸血症共病的患者则更要严格自律，遵循健康的生活方式。

1. 要早睡早起

充足的睡眠对人体恢复体能和积蓄能量有重要作用。如果经常熬夜，不仅会对身体有严重的伤害，常常还会引发心理疾病。

2. 要生活规律，形成健康生物钟

合理安排一天24小时，按时吃饭与作息，形成习惯，养成规律，有助于保持健康。

3. 要戒烟限酒

坚决放弃吸烟，提倡科学戒烟，避免被动吸烟；限制大量饮酒，杜绝不醉不归，不饮最好，共病的患者应严格戒酒。

4. 要保持心情愉悦，心态平和

一个乐观的人会觉得生活有趣味，身体也容易保持长久的健康。

二、运动调理

21世纪的今天，人们衣食无忧，众多的家庭都有房有车，过着富足的生活，但生活的富裕往往导致运动的缺乏。适量的运动，既可以让人保持良好

的精神状态,又能够促进人体的血液循环。人体的血液循环能够促进身体内各器官的正常运行,从而调节代谢而改善代谢性共病。

(一)高血压、高脂血症共病的运动调理

高血压、高脂血症共病患者应以有氧运动为主,包括散步、慢跑、骑自行车、游泳、健步走等。另外还可以选择一些休闲运动项目,如太极拳、社区舞蹈等。运动时间最好是在每日傍晚进行。高血压严重者不宜进行晨起运动,以免因早上血压偏高,气温偏低,造成外周血管收缩,血压急剧上升而导致意外。所有活动应在餐后1小时进行。

应依据患者身体素质及承受能力,合理安排运动强度。如出现呼吸困难、胸前区压迫感、头晕、眼花、出冷汗、面色苍白或不能耐受的情况时,应立即停止运动锻炼,咨询医师并适当修正运动锻炼计划。没有心、脑、肾等严重合并症的轻至中度高血压患者,均可进行运动疗法。特别是对伴有交感神经活性亢进的轻度高血压患者,效果更为理想。

注意:在血压未得到充分控制的情况下,重度高血压患者应禁用运动疗法。

(二)高血压、高血糖共病的运动调理

高血压、高血糖共病患者的每日锻炼也应以有氧运动为主,运动方式包括跑步、打乒乓球、打羽毛球、太极拳等。一般在餐后1小时左右运动为宜。每次运动时间不少于30分钟,最好是1小时左右,不宜超过1.5小时。每周运动次数不少于3次,有氧运动3~5次,力量训练2~3次。运动时,心率应控制在最大心率的60%~80%。

注意:患者运动前应做好必要的医学检查、体能测试等。对血糖控制不佳、波动较大、患急性代谢并发症、合并各种急性感染、空腹血糖≥13.9 mmol/L、尿酮体阳性或尿酮体虽阴性而空腹血糖≥16.7 mmol/L的患者,则暂时不适合运动。

(三)高血压、高尿酸血症共病的运动调理

如果是高血压、高尿酸血症共病的患者,则应以有氧运动和柔韧性练习

为主,根据身体状况选择合适的体育锻炼项目,如游泳、慢跑、太极、瑜伽、广播操、快步走、乒乓球等。避免快跑、足球、篮球、滑冰、登山、长跑等竞技性强、活动剧烈、消耗体力过多的运动项目。

(四)"四高"共病的运动调理

总之,"四高"共病患者应在临床医师全面的疾病回顾、体格检查的前提下,根据自身的个性特点和用药情况制订合适的运动方案,避免因锻炼不当而使原有疾病恶化、增加发生合并症和意外事件的可能性。运动种类也应根据患者的喜好以及现阶段身体状况进行调整。建议选择有氧运动,辅以适当的力量运动。有氧运动强度初始达到40%~50%的最大心率为宜,逐渐增加到60%~65%的最大心率,维持收缩压在200 mmHg以内,持续20~45分钟。每周3~4次运动量可以获得有益的代谢改善,每周4~5次运动量有助于降低体重。

注意:运动开始时需进行10~20分钟肌肉牵伸和热身、准备活动;运动结束时,以30%的最大心率、运动强度持续20分钟进行放松运动,避免心脑血管事件的发生。

三、饮食调理

人们常说"病从口入",说明饮食控制对疾病的预防和治疗非常重要。

(一)高血压、高脂血症共病的饮食调理

有高血压、高脂血症共病的患者平时要少盐、少脂,每人每日食盐摄入量应控制在6 g以下;少吃辛辣、油炸食品;不宜吃胆固醇含量太高的动物内脏;尽量多吃含钾的新鲜蔬菜和水果,如芹菜、木耳、茄子、海带、菠菜、香蕉等。

(二)高血压、高血糖共病的饮食调理

有高血压、高血糖共病的患者平时应养成良好的饮食习惯,其中最重要的一项内容是严格限盐,每日食盐摄入量应少于6 g。主食的安排一般以米、面为主,多吃粗杂粮,如燕麦、麦片、玉米面等。粗杂粮含有较多的无机盐、维生素而且富含膳食纤维,膳食纤维具有辅助降低血糖的作用,对控制血糖有

利。该类患者一定要特别注意控制血压,即使血压下降量很少,都能有效预防严重并发症的发生。

(三)高血压、高尿酸血症共病的饮食调理

有高血压、高尿酸血症共病的患者不仅要做到饮食低盐、低脂,还需要避免摄入含有较多嘌呤的食物,如老火靓汤、动物内脏、海鲜、豆类、啤酒等;可选择嘌呤含量很少的食物,如牛奶、鸡蛋;多吃蔬菜、水果,利于尿酸排出。

(四)高脂血症、高血糖共病的饮食调理

有高脂血症、高血糖共病的患者需要严格控制热量摄入,避免肥胖,最好保持标准体重。少吃含脂肪和糖分多的食物;控制食盐每日摄入量少于6 g;多吃新鲜蔬菜和水果;不饮酒,不吸烟,禁用带有刺激性的调味品,不喝浓茶和浓咖啡;用餐定时定量,少吃多餐,晚餐要少而精,清淡易消化。

(五)高血压、高脂血症、高血糖共病的饮食调理

有高血压、高脂血症、高血糖共病的患者应选择低盐、低脂、低糖饮食。特别需要注意每餐尽量都吃得少一点,只要不让自己感到饥饿就好。不要一次性吃太多,做到少吃多餐。除此之外,还需要多吃新鲜水果、蔬菜,进食少量鱼类、禽类等高蛋白食物,禁吃动物内脏、蛋黄等胆固醇、脂肪比较多的食物,也可适当食用豆类、蘑菇类等食物。

第三节　"四高"共病的药膳调理与现代医学治疗

一、药膳调理

药膳发源于我国传统的饮食和中医食疗文化,是在中医学、烹饪学和营

养学理论指导下,严格按照药膳配方,将某些安全性较高的中药与食物相配伍,采用我国独特的饮食烹调技术和现代科学方法制作而成的具有一定色、香、味、形的美味食品。简言之,药膳即药材与食材经配伍而成的美食。

它是中国传统医学知识与烹调经验相结合的产物。它"寓医于食",既将药物作为食物(特别是药食两用的中药),又将食物赋以药用。药借食力,食助药威,二者相得益彰。它不仅具有较高的营养价值,还可防病治病、保健强身、延年益寿。

(一)高血压、高脂血症共病药膳方

1. 山楂莲子汤

【配方】山楂20 g,莲子10 g,白糖适量。

【制法】先将莲子(去芯)和山楂洗干净备用。先用沸水煮莲子20分钟,然后下山楂,中火煮30分钟,最后放入白糖适量,再煲5分钟,待糖溶化即可。

【功效】降脂降压、活血消积、宁心安神。适合高血压伴失眠、血脂增高的患者。

【用法】每日1剂,分两次服用。

2. 山楂梅菊茶

【配方】山楂30 g,乌梅12粒,白菊花15 g,白糖适量。

【制法】先将山楂、乌梅、白菊花洗干净备用。山楂、乌梅首先放入锅中加水煮沸,然后小火煲1小时,加入白菊花继续煲15分钟,最后放入白糖适量即可。

【功效】生津降压、消食降脂、强身健体。适合肝阴不足所致的血压增高、头痛头晕患者。

【用法】每日1剂,可连续冲泡,代茶频饮。

(二)高血压、高血糖共病药膳方

灵芝银耳羹

【配方】灵芝6 g,银耳半朵,莲子10 g,冰糖适量。

【制法】将灵芝切成片,银耳放入水中浸泡1~1.5小时,洗干净备用。灵芝、银耳放入砂锅,加水适量,小火炖2~3小时至成稠汁状,取出灵芝片并丢弃,加

入冰糖适量即可。

【功效】活血化瘀。适合血管硬化症、高血压、高血糖的患者。

【用法】每日1剂,分两次服用。

(三)高血压、高尿酸血症共病药膳方

芹菜牛肉粥

【配方】粳米50 g,牛肉、芹菜末适量。

【制法】将粳米、芹菜、牛肉同时加入,煲粥。

【功效】清热、利尿、通便。适合痛风并有高血压、眩晕的患者。

(四)高脂血症、高尿酸血症共病的药膳方

牛膝菊花茶

【配方】川牛膝、杭白菊各5 g。

【制法】将川牛膝洗净后切片,与杭白菊一同入杯,加沸水冲泡,加盖5~10分钟即可。

【功效】活血化瘀、除痹降脂。适合关节疼痛、痛有定处并伴有血脂偏高的痛风患者。

【用法】每日1剂,可连续冲泡,代茶频饮。

二、药物治疗

共病是集多种疾病于一身的疾病,治疗也需要注意通过不同疾病的治疗药物之间联合用药来达到同治的目的。前面各章已分别阐述了高血压、高脂血症、高血糖、高尿酸血症的化学药物治疗,但是联合用药并非药物简单搭配,需要注意减少不良反应。

(一)高血压、高尿酸血症共病药物治疗

如对高血压合并高尿酸血症的共病患者,由于长期血压过高常常会导致肾脏损伤,如引起肾血管阻力增加、有效血流量减少和肾小管受损等,以上因素都可进一步加剧高尿酸血症的发生。临床上有70%左右的高血压患者通常

需要使用两种或两种以上降压药进行降压治疗,但是过多使用降压药物对患者的血压进行控制可能也会对患者的尿酸生成和排泄产生很大影响。如长期使用噻嗪类利尿药后,造成血容量减少,致使尿酸被重复吸收,导致患者的尿酸水平显著上升。所以高血压合并高尿酸血症的共病患者应首先选择血管紧张素Ⅱ受体抑制剂(代表药为厄贝沙坦),加强对患者心、脑、肾等功能的保护,也可避免因使用噻嗪类利尿药后造成血容量减少所引起的高尿酸血症。

(二)高血压、高脂血症合并糖尿病共病药物治疗

高血压、高脂血症合并糖尿病共病患者,应该选择对血脂和血糖没有影响或影响较小的药物,如长效钙通道阻滞剂,代表药为苯磺酸左旋氨氯地平。

注意:长期大剂量使用利尿药与β受体阻滞剂会显著增加电解质紊乱及糖脂代谢异常的风险。

综上所述,共病的临床表现、诊断、调理和治疗都比单一疾病要复杂得多。因此在选用运动、药膳等调理方法和中医药、化学药物治疗时,一定要注意药物相互作用及使用注意事项,避免引起更多的并发症和造成二次伤害。遵循健康的生活方式,掌握运动调理、饮食调理、药膳调理和遵医嘱、合理使用药物治疗等方法后,越来越多的人将远离"四高"共病。

第四节 "四高"共病的中医药治疗

在现代社会生活中,为避免和应对日益增多的多种慢性病的复杂境况,除了平常注意生活方式、运动、饮食、药膳的调理之外,还可以采用中医药进行预防与调理。针对不同的共病,中医有不同的辨证论治和治疗方法。

(一)高血压合并高脂血症

高血压合并高脂血症的病机大多是由于肝肾亏虚、肝阳上亢、痰瘀互结

而导致的,因此临床上一般主要针对其具体症状,常采用滋补肝肾、平肝潜阳、活血化痰逐瘀等来辨证论治。若患者气滞血瘀,可适当加入当归、黄芪、丹参、川芎等药;若患者痰浊阻遏,应加清半夏、陈皮、泽泻、薏苡仁等。

(二)高血压合并糖尿病

高血压合并糖尿病,主要针对其具体症状进行辨证论治。比如针对肾阳不足,又有阴虚火旺的,常用方有二仙汤加减(仙茅、淫羊藿、巴戟天、当归、黄柏、知母)。但临床情况千变万化,可不必拘泥于此一个方剂。

(三)高血压合并高尿酸血症

高血压合并高尿酸血症多是由于年龄渐长,脾胃功能减退,饮食不节,导致脾胃虚弱,内生痰湿,阻滞气机,日久化热成瘀而发病。临床仍然要具体情况具体分析,根据症状进行辨证论治,以健脾利湿,活血通络为主。常用方有当归拈痛汤(羌活、甘草、茵陈、防风、苍术、当归身、知母、猪苓、泽泻、升麻、白术、黄芩、葛根、人参、苦参)加减等。

(四)糖尿病合并高脂血症

本虚标实是2型糖尿病合并高脂血症的主要发病机制,患者本虚表现为气阴两虚、脾虚、肾虚,标实表现为内热,机体糖、脂代谢紊乱。临床主要针对其具体症状进行辨证论治。可选用健脾益肾、行气散瘀的方药进行治疗,如在医生指导下结合二甲双胍、辛伐他汀等治疗则临床疗效较好。

综上所述,共病调理首先要优先通过生活方式、运动、饮食和药膳进行干预,治疗时要谨遵医嘱,且平时应养成良好的生活习惯,在疾病治疗过程中也不能中断和忽视。

在共病治疗中,由于多种疾病需要同时兼顾,会出现多种药物合用情况,导致毒副作用也会相应增多,因此最好每种药物间隔30分钟服用,而且代谢性共病治疗时间一般较长,甚至终身用药,常常导致一些患者无法耐受,或因经济压力较大而无法坚持治疗。因此,坚持就显得尤为重要。

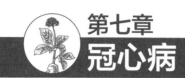

第七章
冠心病

第一节 概　述

一、冠心病的定义

冠心病,全称为冠状动脉粥样硬化性心脏病,是指冠状动脉粥样硬化使管腔狭窄阻塞或冠状动脉痉挛性收缩,导致心肌缺血、缺氧而引起的心脏病。从病理生理的角度来说,至少要有一支冠状动脉狭窄程度＞70%才会导致心肌缺血。

冠状动脉粥样硬化主要累及冠状动脉主干及近端分支,左冠状动脉的前降支及旋支远多于右冠状动脉。从定义上看,冠心病的诊断需要具备以下3个条件:一是要有冠状动脉粥样硬化斑块,二是斑块要使得管腔狭窄,三是要有心肌缺血、缺氧的临床证据。冠心病由于发病率高、死亡率高,严重危害人类的身体健康,被称作是"人类的第一杀手",是需要重点防治的心血管疾病。

二、冠心病的流行病学

2022年6月发布的《中国心血管健康与疾病报告2021》对2019年我国心血管疾病的发病、死亡以及影响因素进行了分析。我们可以从冠心病患病率、死亡率、急性心肌梗死死亡率、冠心病住院情况及费用4方面了解我国冠心病的现状。

（一）患病率

根据《中国心血管健康与疾病报告2021》,我国心血管疾病患病率处于持续上升阶段。推算心血管疾病现患病人数为3.3亿,其中冠心病患者为1139万。

（二）冠心病死亡率

2019年中国城市居民冠心病死亡率为121.59/10万,农村居民冠心病死亡率为130.14/10万,无论是城市还是农村,男性冠心病死亡率均高于女性。2019年,冠心病死亡率继续2012年以来的上升趋势。农村地区冠心病死亡率到2016年已超过城市。

（三）急性心肌梗死死亡率

2002—2019年急性心肌梗死（AMI）死亡率总体呈上升态势,2019年略有降低。从2005年开始,AMI死亡率呈快速上升趋势,农村地区AMI死亡率于2007年、2009年、2011年超过城市地区。自2012年开始农村地区AMI死亡率明显升高,并于2013年起持续高于城市水平(图7-1-1)。

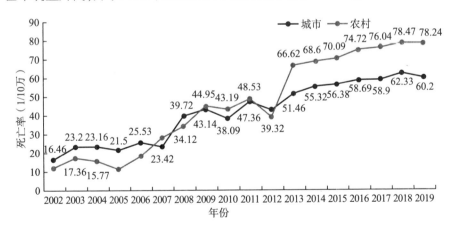

图7-1-1　2002—2019年中国城乡地区急性心肌梗死死亡率变化趋势

资料来源:《中国心血管健康与疾病报告2021》

（四）冠心病住院情况及费用

2019年,冠心病次均住院费用达到14 060.20元,其中AMI次均30 368.54元。

自2004年以来，AMI、脑梗死和脑出血次均住院费用的年均增长速度分别为5.86%、1.29%和4.59%。

三、冠心病的分型

由于冠状动脉病变的部位、范围和程度的不同，本病有不同的临床特点，世界卫生组织将本病分为5型：

1. 隐匿型或无症状性冠心病

无症状，但有心肌缺血的心电图改变或放射性核素心肌显影改变，心肌无组织形态改变。

2. 心绞痛

有发作性胸骨后疼痛，是因为一时性心肌供血不足所引起的，心肌一般无组织形态改变。

3. 心肌梗死

症状严重，是因为冠状动脉阻塞，心肌急性缺血性坏死所引起的。

4. 缺血性心肌病

长期心肌缺血导致心肌逐渐纤维化，过去称为心肌纤维化或心肌硬化，表现为心脏扩大、心力衰竭和/或心律失常。

5. 猝死

突发心搏骤停而死亡，大部分原因是心脏局部发生电生理紊乱引起严重心律失常。

四、冠心病的诊断方法

（一）临床表现

心绞痛是冠心病的主要临床症状。典型的症状和体征对冠心病心绞痛和心肌梗死的诊断至关重要，主要包括心绞痛发作时的部位、性质、诱因、持续时间、缓解方式等特点和伴随症状及体征。

（二）心电图

心电图是冠心病诊断中最早、最常用和最基本的诊断方法。心电图使用方便,易于普及,当患者病情变化时便可及时捕捉其变化情况,并能连续动态观察和进行各种负荷试验,以提高其诊断敏感性。无论是心绞痛或心肌梗死,都有其典型的心电图变化。

（三）核素心肌显像

根据病史,心电图检查不能排除心绞痛时可做核素心肌显像,可显示缺血区,明确缺血的部位和范围大小,结合运动试验再显像,可提高检出率。

（四）冠状动脉造影

冠状动脉造影是目前冠心病诊断的"金标准",可以明确冠状动脉有无狭窄及狭窄的部位、程度、范围等,并可据此指导进一步治疗所应采取的措施。结合左心室造影,可以对心功能进行评价。

（五）心脏超声和血管内超声

心脏超声可以对心脏形态、室壁运动以及左心室功能进行检查,是目前最常用的检查手段之一。血管内超声可以明确冠状动脉内的管壁形态及狭窄程度,适用于因对造影剂过敏而不能做冠状动脉造影者。

（六）心肌酶学检查

心肌酶学检查是鉴别诊断急性心肌梗死的重要手段之一。临床上根据血清酶浓度的序列变化和特异性同工酶的升高等肯定性酶学改变,可明确诊断为急性心肌梗死。

（七）心血池显像

可用于观察心室壁收缩和舒张的动态影像,对于确定室壁运动及心功能有重要参考价值。

第二节 冠心病的临床表现、自我判断及危险因素

一、冠心病的临床表现

（一）胸痛

胸痛是冠心病的常见症状。典型心绞痛症状为突然发生的位于胸骨体上段或中段之后的压榨性、闷胀性或窒息性疼痛。心绞痛也可能波及大部分心前区，可放射至左肩、左上肢前内侧，甚至到达无名指和小指，偶尔可能伴有濒死感，往往迫使患者立即停止活动。病情严重的患者伴有出汗。患者疼痛很少超过15分钟，且休息或含服硝酸甘油后可在1~2分钟内（很少超过5分钟）缓解。

胸痛常在劳累、情绪激动（发怒、焦急、过度兴奋）、受寒、饱食、吸烟时发生。贫血、心动过速或休克亦可诱发。不典型心绞痛症状可位于胸骨下段、左心前区或上腹部，放射至颈、下颌、左肩胛部或右前胸。疼痛可很快消失或仅有左前胸不适、发闷感，常见于老年患者或者糖尿病患者。当胸口出现疼痛时千万不要掉以轻心，这是心脏给您的提示，千万不要忍着，需要及时就医。

（二）胸闷

冠心病患者容易出现胸闷。有些患者虽然没有明显的胸痛症状，但是会感觉胸闷，喘不上气，像一块石头堵在胸口；有时候还会失眠、焦虑；常常在工作上注意力不集中。

（三）心悸

所谓心悸，就是心动过速，当出现了不明原因或者无法解释的胸痛、胸闷、心悸的现象时，千万不要认为自己还很年轻，觉得忍一忍就过去了，严谨的做法是立即就医。

（四）烦躁不安

普通冠心病患者一般来说不会有很强烈的烦躁不安感，也不会有紧张恐惧感甚至濒死的感觉。当出现这些症状时需要引起重视，这些是心力衰竭的信号。

（五）双下肢凹陷性水肿

当静脉中的回心血量逐渐变少，人体就更容易出现双下肢水肿的情况。很多冠心病患者常常感觉自己的腿部有肿胀感。如果不是因为肾脏或者肝脏出现问题，当下肢开始水肿的时候就要预防发生心力衰竭。

二、冠心病的自我判断

如果在日常生活中出现下列情况，需要及时就医，尽早发现冠心病：①劳累或精神紧张时出现胸骨后或心前区闷痛，或紧缩样疼痛，并向左肩、左上臂放射，持续3~5分钟，休息后自行缓解者；②体力活动时出现胸闷、心悸、气短，休息时自行缓解者；③出现与运动有关的头痛、牙痛、腿痛等；④饱餐、寒冷或观看惊险影片时出现胸痛、心悸者；⑤夜晚睡眠枕头低时感到胸闷憋气，需要高枕卧位方感舒适者；熟睡或白天平卧时突然胸痛、心悸、呼吸困难，需立即坐起或站立方能缓解者；⑥性生活或用力排便时出现心慌、胸闷、气急或胸痛不适；⑦听到噪声便引起心慌、胸闷者；⑧反复出现脉搏不齐，不明原因心动过速或过缓者。当出现以上一种或多种表现时，应及时尽快就医。

三、冠心病的筛查

为及早发现冠心病，40岁以上的人群应定期做以下检查：①每年做一次血脂、血糖化验检查；②经常测量血压；③每年做一次心电图检查。

四、引发冠心病的危险因素

冠心病是一种多因素致病的疾病，其危险因素与生活方式紧密相关，主要包括年龄、性别、高脂血症、高血压、吸烟、糖尿病、肥胖症、久坐以及遗传、饮酒、环境因素等。除遗传外,以上危险因素都可以控制和改善。因此,冠心病是可以预防与改善的。

1. 年龄与性别

40岁以后冠心病发病率会逐渐升高,女性绝经期前发病率低于男性,绝经期后与男性基本相等。

2. 高脂血症

除年龄外,脂质代谢紊乱是冠心病最重要的预测因素。总胆固醇、低密度脂蛋白胆固醇水平与冠心病事件的发生之间有密切的关系。低密度脂蛋白胆固醇水平每升高1%,则患冠心病的危险性增加2%~3%。甘油三酯是冠心病的独立预测因子。

3. 高血压

高血压与冠状动脉粥样硬化的形成和发展关系密切。收缩期血压比舒张期血压更能预测冠心病事件。140~149 mmHg的收缩期血压比90~94 mmHg的舒张期血压更能增加冠心病的死亡风险。

4. 吸烟

吸烟是冠心病的重要危险因素,是唯一最可避免的死亡原因。冠心病与吸烟之间存在着明显的"用量–反应"关系。

5. 糖尿病

冠心病是未成年糖尿病患者的首要死因,冠心病约占糖尿病患者所有死亡原因和住院率的80%。

6. 肥胖症

肥胖已明确是冠心病的首要危险因素,可增加冠心病的死亡率。

7. 久坐的生活方式

不爱运动的人其冠心病的发生和死亡危险性将增加1倍。

8. 遗传因素

研究证实,冠心病的发生有一定的家族性,即在家庭成员或有血缘关系的亲戚中,若有人在60岁以前发生了心肌梗死,那么家庭成员就有易患心脏病的倾向。

第三节 冠心病的预防与药膳调理

一、冠心病的预防

（一）选择健康的生活方式

规律的生活有助于心血管功能的稳定。良好而充足的休息睡眠可以改善心肌状况，减少心肌耗氧量。不良嗜好如过度吸烟、酗酒、长期睡眠不足或对药物过度依赖是心血管系统的大敌，会严重损害冠状动脉，进而损害心肌，对心血管健康极为不利。

（二）合理饮食，避免肥胖和超重

每天摄入的总热量不宜过高，以蔬菜、粗粮、水果为主。常食富含钙、钾、碘、铬的食物，它们具有辅助降血压、保护心脏、降低冠心病发病率的作用。所食油类应选用花生油、豆油、菜籽油、玉米油等植物性油类。饮食应清淡，避免过咸食物的摄入，也应少吃甜食。选择低脂肪、低胆固醇、富含维生素的食物，不吃或少吃高胆固醇的食物，如肥肉、动物油、动物内脏、软体动物及贝壳类动物、奶油等。还要注意晚餐不宜吃得过饱，以五六成饱为宜。

（三）精神愉快

研究表明，情绪消沉以及心理和生理上的急剧变化会增加罹患冠心病的风险。因此尽量不要生气，尤其是生闷气。做到不焦急、不烦躁、不悲伤、不忧郁。努力保持心境清净、情绪稳定。乐观的人心血管功能亦会协调和稳定，有利于疾病的康复。

（四）适度锻炼

适度的体育锻炼可以增强心肌功能，增加心肌的储备力，帮助冠状动脉

97

建立侧支循环,从而达到预防冠心病的目的。选择散步、游泳、健身操或太极拳等安全有效的体育锻炼活动,不宜参加竞技性、大运动量项目。切忌久坐不动或卧床不起,对心血管系统有不良的影响。

(五)保持血压正常,降低血清胆固醇

若出现高血压,应积极采取相应措施,使血压维持至理想状态。只有维持较长时间理想血压水平,才能达到预防冠心病的目的。

(六)刮痧疗法预防冠心病

刮痧疗法主要是增强经络对人体自身的调节能力。刮痧的具体部位有:

1. 前胸部区

刮拭膻中穴、屋翳穴。

2. 两胁区

刮拭大包穴、渊腋穴。

3. 背部

刮拭心俞穴、肺俞穴。

4. 前臂内侧

刮拭前臂内侧正中(心包经),重点刺激内关穴。

(七)艾灸预防冠心病

1. 治疗原则

扶正祛邪,行气通阳,活血止痛。

2. 部位

胸前区、内关、膻中、丰隆、天突等。

3. 作用

改善冠状动脉血液循环。

二、冠心病的药膳调理

冠心病在老年群体中高发。除定时去医院进行检查和治疗,按时服用药

物外,药膳的养生调理作用也极为重要。

（一）人参银耳汤

【配方】人参5 g,银耳10~15 g。

【制法】先将银耳用温水浸泡12小时,洗净。人参切小片后,用微火煮熬2小时,再入银耳熬1小时即可。

【功效】益气养阴。适合冠心病胸痹气阴两虚证患者。

【用法】每日1剂,分两次服用。

（二）首乌红枣粥

【配方】何首乌10 g,红枣10枚,党参15 g,大米100 g,红糖30 g。

【制法】何首乌烘干,碾成细粉;红枣去核;党参切片;大米淘洗干净。将大米、何首乌粉、红枣放入锅内,加水适量,再放入党参片。把锅置武火烧沸,再用文火煮30分钟后,入红糖,拌匀,烧沸煮至粥熟即成。

【功效】补气血,益肝肾。适合冠心病胸痹气血两虚的患者。

【用法】每日1次,早餐单食,每次食50 g。

（三）葱姜粥

【配方】干姜30 g,高良姜30 g,葱白50 g,粳米100 g。

【制法】将干姜、高良姜装入纱袋内,与葱白及淘洗干净的粳米同煮做粥,粥熟后去药袋。

【功效】散寒温经,回阳通脉。适合冠心病胸痹患者症状表现为心绞痛,尤其受寒时更易发作,身体四肢冰凉,胸闷心悸。

【用法】每日1剂,分两次服用。

除食粥以外,还可以选用药茶来代替普通的茶,如菊花山楂饮、三七花参茶、地骨丹皮茶等。

（四）菊花山楂饮

【配方】菊花5 g、生山楂10 g。

【制法】菊花、生山楂同入砂锅煎煮20分钟,或同放保温瓶中,冲入沸水泡

30分钟代茶饮。

【功效】平肝、清热、活血。本品有益于冠心病心绞痛、高血压的防治。

【用法】每日1剂,代茶频饮。

(五)三七花茶

【配方】三七花3 g。

【制法】沸水冲泡,温浸片刻。

【功效】活血祛瘀止痛。本品对冠心病患者能起到扩张冠状动脉、增加冠状动脉血流量、减少心肌耗氧量的作用。

【用法】每日1剂,代茶频饮。

第四节 冠心病的应急处理与治疗药物

一、冠心病的应急处理

冠心病发作后病情紧急、进展迅速、病死率高,所以必须与时间赛跑。患者自己以及患者家属应当掌握一些急救知识,尽最大努力及时挽救生命:①发病时应立即拨打"120"或到附近医疗单位就医。②家中应储备冠心病的急救药物。③患者发病时,让患者就地休息,保持安静,不要随意搬动。④若患者十分烦躁,过分紧张,则可给其口服安定药以镇静;并立即给其舌下含服硝酸甘油1片减轻心脏负担,如无效,还可再服1片。硝酸甘油不可吞服。也可以口服速效救心丸等。⑤患者一旦发生呼吸心搏骤停,立即进行心肺复苏,挽救生命。

二、冠心病的常用药物

目前减轻冠心病症状及改善缺血的药物主要包括β受体阻滞剂、硝酸酯类药物和钙通道阻滞剂。

1. β受体阻滞剂

β受体阻滞剂主要作用于心脏的β受体。一般分为3类：①选择性$β_1$受体阻断剂，主要作用于$β_1$受体，常用药物为美托洛尔、比索洛尔、阿替洛尔等；②非选择性$β_1$受体阻断剂，作用于$β_1$和$β_2$受体，常用药物为普萘洛尔；③非选择性β受体阻滞剂，可同时作用于β和$α_1$受体，具有扩张外周血管的作用，常用药物为阿罗洛尔和拉贝洛尔。

β受体阻滞剂能够阻断心脏$β_1$肾上腺素能受体，从而减慢心率，减弱心肌收缩力，降低血压，减少心肌耗氧量，减少患者心绞痛发作，增加运动耐量。用药后要求静息心率降至60次/min左右。

如无禁忌证，β受体阻滞剂应作为稳定型心绞痛的初始治疗药物。β受体阻滞剂能降低心肌梗死后稳定型心绞痛患者死亡和再梗死的风险。为减少$β_2$受体被阻断后引发的不良反应，临床更倾向于使用选择性$β_1$受体阻断剂（如美托洛尔、比索洛尔及阿替洛尔）。

同时具有$α_1$和β受体阻断作用的非选择性β受体阻滞剂，在动脉粥样硬化的治疗中也有效（如拉贝洛尔）。

2. 硝酸酯类药物

硝酸酯类药物为内皮依赖性血管扩张剂，能减少心肌耗氧量，改善心肌灌注，缓解心绞痛症状。硝酸酯类药物因为强烈的降压作用导致反射性增加交感神经张力，使心率加快，因此常联合负性心率药物如β受体阻滞剂或非二氢吡啶类钙通道阻滞剂治疗。联合用药的抗心绞痛作用优于单独用药。舌下含服或喷雾用硝酸甘油为心绞痛发作时缓解症状用药。该药物也可在运动前数分钟使用，以减少或避免心绞痛发作。长效硝酸酯类药物能降低心绞痛发作的频率和程度，并能增加运动耐量。用药时应注意给予足够的无药间期（通常每日应有6~8小时的间歇期），以减少耐药性的发生。

硝酸酯类药物的不良反应包括头痛、面部潮红、心率反射性加快和低血压。上述不良反应以短效硝酸甘油更为明显，主要与扩血管有关。第1次含服硝酸甘油时，应注意可能发生直立性低血压。

3. 钙通道阻滞剂

治疗心肌缺血的钙通道阻滞剂常见有二氢吡啶类和非二氢吡啶类钙通道阻滞剂（地尔硫䓬和维拉帕米），非二氢吡啶类钙通道阻滞剂的负性肌力效应较强。

钙通道阻滞剂可以改善冠状动脉血流,减少心肌耗氧量,发挥缓解心绞痛的作用。对变异型心绞痛或以冠状动脉痉挛为主的心绞痛来说,钙通道阻滞剂是一线治疗药物。

地尔硫䓬和维拉帕米能减慢房室传导,常用于伴有心房颤动或心房扑动的心绞痛患者。

钙通道阻滞剂常见不良反应包括外周水肿、便秘、心悸、面部潮红,低血压也时有发生,其他不良反应还包括头痛、头晕、虚弱无力等。

第五节　冠心病的中医药治疗

一、中医学对冠心病的认识

中医将冠心病归为"胸痹""厥心痛""真心痛"范畴。临床上以胸痛彻背、背痛彻心、唇甲青紫、出汗、肢冷、脉微等为主要表现。我国古代医籍中虽然没有"冠心病"这个病名,但却有许多相关症状的记载,认为胸痹与血瘀、气虚、气滞、痰饮、寒凝有关,治疗原则为活血、补气、化瘀、温阳。

冠心病患者大多年老体衰、正气亏虚、脏腑功能损伤、阴阳气血失调,同时由于饮食不节、寒冷刺激、劳逸失度等原因,共同导致气滞血瘀、胸阳不振、痰浊内生,使心脉痹阻而致病。脏腑经络气血功能失调、人体阴平阳秘的平衡被破坏是其发病的内在原因。因此冠心病是"本虚标实"之证。心、肝、脾、肺、肾五脏虚损是病之本,主要有气虚、阴虚、阳虚和阳脱;气滞、血瘀、痰浊、寒凝是病之标。标实本虚是冠心病的病机特点。

二、防治冠心病的常用中药

中医采用辨证思维治疗冠心病,采用标本兼治的方法,具有复发率低、从整体入手、个体化治疗等不可替代的优势。

防治冠心病的常用中药主要有4类: 用于扩张冠状动脉、改善心肌供血和供氧的中药; 改善心肌收缩力的中药; 降血脂中药; 改善血液黏稠度的中药。

常用于扩张冠状动脉、改善心肌供血和供氧的中药包括三七、丹参、郁金、川芎、毛冬青、赤芍、红花等。其中三七能降低动脉压; 毛冬青含有多种黄酮类化合物,可以扩张冠状动脉、增加冠脉血流量; 丹参可以改善心肌收缩力,不增加心肌耗氧量。补气药黄芪可通过利尿减轻心脏负荷。人参是著名的补益药,研究证实服用人参后左心室收缩增强,心排出量增加。

降血脂是防治冠心病的重要一步。改善血脂代谢紊乱,可延缓冠心病的发展,使原有的粥样硬化消退。经动物实验和临床研究证实,具有降血脂作用的中药有何首乌、大黄、山楂、泽泻、决明子、三七、蒲黄、虎杖等。

冠心病治疗除了改善血脂,血液黏稠度的改善也很重要。溶栓、抗血小板聚集或抗凝都对治疗冠心病有重要作用。可使用川芎、赤芍、丹参、黄芪等中药,以降低血小板活性、抑制血小板聚集、提高纤维蛋白溶解活性、改善血液黏稠度、预防血栓形成。其中桃仁活血祛瘀,可降低红细胞聚集,增强实验性微循环。但是,这些中药又是如何防治冠心病的呢?

1. 红花

红花是菊科植物红花的干燥花,可以活血祛瘀、通络消肿,它的主要有效成分是红花黄色素。红花有强心作用,可降低心肌耗氧量、减小心肌梗死范围;并有一定的扩张血管作用,可降低外周血管阻力。临床上针对心血瘀阻型的患者,常用红花、川芎以通经活血。

2. 川芎

川芎具有多种心血管药理作用。可以扩张冠状动脉、降低心肌耗氧量、缩小实验性心肌梗死的范围、降低纤维蛋白原、降低血液黏稠度。

3. 当归

当归是伞形科植物当归的根,具有补血、和血、调经止痛、润肠通便的功效。当归有减少血小板聚集及抗血栓的作用,能够对抗心肌缺血,显著增加冠脉血流量,降低心肌耗氧量。当归醇提取物可显著延长心电平台期时间,扩张外周血管,降低血压。当归常用于心脾两虚的冠心病患者,发挥补血养心作用。

4. 黄芪

黄芪是豆科植物蒙古黄芪或膜荚黄芪的根,有补气升阳、固表止汗、托疮排脓、利尿消肿等功效。黄芪有很好的强心作用,可扩张冠状动脉,增加心肌血流量,提高机体的抗氧化能力。

将这些药物配合使用是中医药治疗疾病的特色,在临床上常用于汤药,例如益气养阴通络汤、宁心汤等。

三、防治冠心病的常用中成药

中成药是治疗冠心病的常用药物,主要有以下几类:

(一)速效救心丸

主要成分: 川芎、冰片等。

功效: 行气活血,祛瘀止痛,增加冠脉血流量,缓解心绞痛。

主治: 用于气滞血瘀型冠心病,心绞痛。

(二)麝香保心丸

主要成分: 蟾酥、人参提取物、人工麝香、苏合香、人工牛黄、肉桂、冰片。

功效: 芳香温通,益气强心。

主治: 用于心肌缺血引起的心绞痛,胸闷及心肌梗死。

(三)复方丹参片(滴丸)

主要成分: 丹参、三七、冰片。

功效: 活血化瘀,理气止痛。

主治: 用于胸中憋闷、心绞痛。

(四)稳心颗粒

主要成分: 党参、黄精、三七、琥珀、甘松。

功效: 益气养阴,定悸复脉,活血化瘀。

主治: 用于气阴两虚兼心脉瘀阻所致的心悸不宁、气短乏力、头晕心悸、胸闷胸痛,适用于心律失常,室性期前收缩,房性期前收缩等属上述证候者。

(五)银杏叶片

主要成分:银杏叶提取物。

功效:活血化瘀通络。

主治:用于瘀血阻络引起的胸痹心痛、中风、半身不遂、舌强语謇;冠心病稳定型心绞痛、脑梗死见上述证候者。

(六)血府逐瘀胶囊

主要成分:桃仁、当归、枳壳、川芎、柴胡、红花、牛膝、赤芍、地黄、桔梗、甘草。

功效:活血祛瘀,行气止痛。

主治:用于瘀血内阻,头痛或胸痛,内热瞀闷,失眠多梦,心悸怔忡,急躁善怒。

(七)冠心苏合胶囊

主要成分:苏合香、冰片、乳香(炒)、檀香、土木香。

功效:理气宽胸,止痛。

主治:用于心绞痛,胸闷憋气。

(八)脑心清片

主要成分:柿叶提取物。

功效:活血化瘀、通络。

主治:用于脉络瘀阻所致的眩晕头痛,肢体麻木,胸痹心痛,胸中憋闷,心悸气短;冠心病、脑动脉硬化症见上述证候者。

(九)心脉安片

主要成分:人参、黄芪、丹参、赤芍、麦冬、冰片。

功效:益气、养阴、活血定悸。

主治: 心悸气阴两虚兼心血瘀阻证(轻至中度冠心病室性期前收缩),症见心悸、气短、胸闷、胸痛、疲怠乏力、舌红苔少、脉结代或促。

四、中医对冠心病的辨证治疗

临床上将冠心病分为心血瘀阻型、痰浊闭阻型、寒凝气滞型、心阳不足型、心阴不足型。

(一)心血瘀阻型

症见胸部刺痛,或左胸部刺痛,固定不移,面晦唇青,兼有爪甲青紫; 或心悸不宁; 舌质紫暗,脉沉涩或结代。治宜活血化瘀。可以用血府逐瘀汤合失笑散。

(二)痰浊闭阻型

症见胸闷痞满或痛引肩背,气短喘促,肢体沉重,形体肥胖,痰多,苔浊腻,脉滑。可以用瓜蒌薤白半夏汤加味。

(三)寒凝气滞型

症见胸痛彻背,遇寒则重,胸闷气短,心悸,哮喘不能平卧; 面色苍白,四肢厥冷; 舌淡苔白,脉沉细。治宜辛温通阳。可以用枳实薤白桂枝汤加减。

(四)心阳不足型

症见胸闷痛时作,形寒心悸; 面色苍白,兼有精神疲倦,汗多; 唇甲淡白或青紫,脉沉迟或脉微欲绝。可以用炙甘草汤合瓜蒌薤白白酒汤。

(五)心阴不足型

症见胸闷且痛,心悸盗汗,心烦不寐,五心烦热,兼有耳鸣; 舌红或有紫斑,脉细数或紧涩。可用天王补心丹加减。

第八章
癌 症

第一节　癌症的定义

2020年全球有大约1900万癌症新发病例,1000万癌症死亡病例,而我国新增病例数457万例,死亡病例数300万例,这意味着全球每新增100个癌症患者中,中国人就占了24个。

一、肿瘤就是癌症吗?

肿瘤有良性和恶性之分。良性肿瘤一般不会致命,大多数可被完全切除,很少复发;恶性肿瘤又分为"癌"和"肉瘤",癌症是最常见的恶性肿瘤,其特性是会转移扩散至身体其他部位增生。

肿瘤的关键词是"固体",癌症的属性是"转移"。因此:①肿瘤=良性肿瘤+恶性肿瘤;②恶性肿瘤=癌症+肉瘤;③癌症=恶性肿瘤(实体瘤)+血癌(非实体瘤)。

良性肿瘤不转移,属于"钉子户",所以只要手术切除肿瘤本身,基本就算治愈了;而恶性肿瘤不论大小,若已经发生了转移,有可能在血液系统里,可能在淋巴系统里,也可能已经到了身体的其他器官。

值得注意的是,癌症的严重性和肿瘤的大小没有相关性。大的肿瘤看起来很恐怖,但是如果位置不在关键内脏,实际上对生命的危害相对较小。巨大的肿瘤几乎都是良性肿瘤,因为如果是恶性,是没有机会长这么大的。癌症被称为"绝症",大家谈"癌"色变,主要的原因是其致死率高。

二、癌症如何致命？

癌症导致的死亡往往和器官衰竭有关，因为癌细胞过度增长及转移将会：①消耗机体大量能量和营养物质；②压迫关键器官如大脑、肺、胃等；③影响肝、胃、肠等脏器功能；④导致机体功能障碍，如白血病致正常血细胞枯竭，造成血氧供给不足。

三、癌症为什么这么难治？

（一）癌症为"内源性疾病"

对待"外源性疾病"，比如细菌感染，我们有好用的抗生素。它只对细菌有毒性，而人体细胞可全身而退。

癌细胞是变坏的人体细胞，但仍是患者身体的一部分。化疗药物强力杀死癌细胞时，几乎是杀敌一千，自损八百。比如误杀毛囊细胞，造成掉发；损伤造血干细胞，导致免疫力低下；损伤消化道上皮细胞，导致食欲缺乏、腹泻。

面对严重的副作用，为维持患者的基本生活质量，医生只能妥协。即控制化疗药物的浓度，按疗程用药。如果化疗药物也能像抗生素一样大剂量持续使用，癌症早就被攻克了。

（二）癌症不是单一疾病，而是数千万种疾病的组合

世界上没有完全一样的两片树叶，世界上也没有两位完全一样的癌症患者。比如美国食品药品监督管理局（FDA）批准的诺华抗肺癌药色瑞替尼，只对1%左右的肺癌有很好的效果。但为什么我们花重金、长期研究的新药只对1%的患者有效呢？因为癌症是由于基因突变造成的，而每一种癌症中突变基因数目不止一个。最近一项系统性基因测序研究表明，肺癌患者平均每人突变数目接近5000个！这么多的变量随机组合，导致每位患者都有所不同。因为癌症的多样性，药厂几乎注定每次只能针对很小一部分患者研发药物。每一种新药的开发成本=10年时间+20亿美元！这样大的时间与金钱投入，导致我们进展缓慢。要攻克所有的癌症，即使不是遥遥无期，也是任重道远。

（三）癌症的突变耐药性

耐药性是癌症、细菌感染和艾滋病共有的特性。癌症患者往往在治疗初期疗效很显著。随着治疗的进行，癌细胞耐药突变，表现出强大的耐药性，最终导致治疗失败。耐药性一旦产生，通常对其他化疗药也不敏感，称为肿瘤的多药耐药性，这是癌症复发、治疗失败的关键原因。

第二节 癌症的病因、诊断与治疗

一、癌症的病因

现阶段癌症的病因复杂，尚未完全被了解。目前较为明确的与癌症有关的因素可分为外源性和内源性两大类。

（一）外源性因素

1. 生活习惯

诸如吸烟可导致肺癌；喝酒可导致肝癌；高脂饮食可导致肝癌；霉变食物可导致肝癌、胃癌；嚼食槟榔易患口腔癌等。

2. 环境污染和致癌物质

如污染饮用水和食物可导致肝癌、胃癌、结肠癌；有毒空气可导致肺癌；致癌物质如砷、煤焦油、矿物油等可致相应的癌症等。

3. 天然及生物因素

比如紫外线可导致皮肤癌；病毒类如EB病毒可导致鼻咽癌，乙型肝炎病毒可导致肝癌，人乳头瘤病毒可导致宫颈癌；细菌类如幽门螺杆菌可导致胃癌，真菌类如黄曲霉菌可导致肝癌等。

4. 医源性因素

如电离辐射X射线、放射性核素可导致皮肤癌、白血病；药物、激素如黄体酮可导致宫颈癌等。

5. 慢性刺激与创伤

如烧伤深瘢痕和皮肤慢性溃疡可导致皮肤癌等。

（二）内源性因素

1. 遗传因素

如有遗传易感性的胚系细胞APC基因突变可致家族性结肠腺瘤性息肉，而BRCA1、BRCA2基因突变，导致乳腺癌发生率高达80%以上。例如知名演员安吉丽娜·朱莉，《纽约时报》报道其BRCA1基因突变检测呈阳性。她的母亲同癌症抗争了近10年，最后在56岁时去世。在进行了基因方面的咨询后，她决定切除双乳，并接受乳房再造手术。

2. 免疫因素

如有免疫缺陷易感性的丙种蛋白缺乏症可致白血病、淋巴造血系统肿瘤；艾滋病的患癌概率明显增高。美国科学家詹姆斯·艾利森和日本科学家本庶佑因其开展的癌细胞逃脱免疫系统监测机制的研究，获得了2018年诺贝尔生理学或医学奖。

3. 内分泌因素

体内激素水平异常可促进激素敏感型癌症发生，如雌激素与乳腺癌，雄激素与前列腺癌的发生有密切关系。

二、癌症的诊断与治疗

常规检查包括体格检查、实验室检查、内镜检查、影像学检查、组织病理学检查以及基因及分子表型等诊断方法。而癌症的治疗方法包括手术、化疗、放疗、靶向、免疫、基因、内分泌、高温、激光、冷冻、中医药等10余种。癌症的治疗是人类疾病治疗的第一大难题。随着人工智能、大数据、系统医学、结合医学和精准医学的兴起，在深入理解癌症的分子机制，掌握肿瘤基因、转录、蛋白水平变化等的基础上，在基因突变等生物标志物的特征图谱的指导下，目前癌症治疗最为合适的模式是运用精准医学理念，将外科手术、化疗、放疗、靶向和免疫治疗等手段个体化实施到不同的癌症患者身上，以患者的生存质量为本,实施个体化、精准化的治疗。在中国,癌症治疗的特色和优势是融入中医、中西医结合等治疗。

第三节 常见癌症简介

一、肺癌

全球肺癌发病率为11.4%,死亡率为18.0%,肺癌是发病率位居世界第2位的恶性肿瘤,也是在中国发病率排名第一的恶性肿瘤。即使家财万贯,富甲一方,也难以抵抗肺癌的杀伤力,如1983年版《神雕侠侣》黄蓉扮演者欧阳佩珊于2017年7月9日死于肺腺癌,从发现到去世仅3个月;"现代僵尸电影之父"乔治·A·罗梅罗也于2017年7月16日死于肺癌。

(一)临床表现

1. 局部症状

常常以咳嗽为第一主诉(35%~75%);其次是痰中带血或咯血(30%),胸痛(25%),呼吸困难(10%),声嘶(5%~18%)等。

2. 全身症状

以发热、食欲减退、贫血、恶病质等为主。

3. 肺外特征性症状

以肺源性骨关节增生症为主(29%),其次是增生性骨关节病(1%~10%),异位激素分泌综合征(10%)等。

4. 扩散和转移症状

常表现为胸部结节(纵隔/锁骨淋巴结),上腔静脉综合征(头痛、面部水肿,颈胸部静脉曲张,胸痛,吞咽困难等)或肾脏转移(35%)等。

(二)临床诊断

多数肺癌患者在体格检查早期无明显相关阳性体征,或由久治不愈的肺外征象开始留意。影像学检查有X线检查胸片、胸部CT、MRI、PET-CT等。支气管等内镜检查也很常用。

（三）现代医学治疗

早期以外科治疗为首选，中晚期则根据情况，以化疗、放疗、靶向或免疫治疗或中医药等进行，如化疗主要以传统化疗结合抗血管新生、分子靶向药物治疗；放疗以小细胞肺癌最佳，鳞状细胞癌次之，腺癌最差；免疫治疗常用PD-1抑制剂（帕博利珠单抗）、PD-L1抑制剂（德瓦鲁单抗），个体差异较大。

二、肝癌

肝癌有原发性、转移性之别，其中原发性大多为肝细胞肝癌，少部分为胆管细胞癌。原发性肝癌发病率全球超过每年84.1万，中国占一半以上（55%）。全球死亡率每年近80万，几乎相当于其发病率，如"国父"孙中山先生1925年3月12日因肝癌逝世，享年59岁；劳模焦裕禄1964年5月14日因肝癌逝世，享年42岁。

（一）临床表现

1. 原发性肝癌
表现为肝区疼痛、腹胀、乏力、消瘦、黄疸、腹泻等。

2. 转移性肝癌
无肝病病史的患者，多见结直肠癌、肺癌和乳腺癌等肝转移。

（二）临床诊断

1. 原发性肝癌实验室检查
肝癌血清标志物血清甲胎蛋白持续≥400 μg/L。影像学检查有：①超声检查（肿瘤的大小、形态、位置等）；②CT检查（1.0 cm可检出）；③MRI检查（良/恶性）；④造影检查（血管丰富的癌肿）；⑤肝穿刺活检（组织病理学诊断）。

2. 转移性肝癌实验室检查
肝癌血清标志物在正常范围内，少数升高。影像学检查：①CT检查（"牛眼"征）；②MRI检查（少数有"靶"征、"亮环"征）。

（三）现代医学治疗

早期以外科治疗为主；中晚期以综合疗法为主，根据情况分别采用化疗、放疗、免疫治疗或中医药治疗等方法。

1. 局部栓塞化疗

甲苯磺酸索拉非尼片用于转移无法手术者；去甲斑蝥素片用于乙型肝炎病毒携带者；乌苯美司胶囊增强免疫功能。

2. 免疫调节

香港大学近年来利用免疫治疗干预肝癌，相比于靶向治疗，患者多了8个月的存活期。

三、乳腺癌

女性第一大肿瘤杀手是乳腺癌，发病率为11.7%，居全球癌症第一位，在我国女性癌症发病率中也是第一位。比如，年仅33岁的《中国好声音》内地女歌手姚贝娜，2015年1月16日因乳腺癌复发病逝；37岁歌手叶凡，2007年11月27日因癌细胞多处转移，医治无效病逝。

（一）临床表现

乳腺肿块为最常见症状，是80%的首诊原因，其次是非妊娠期乳头溢液，乳头、乳晕异常，锁骨上、腋窝淋巴结肿大等。

（二）临床诊断

体格检查双侧乳腺是否有肿块、大小、硬度等；影像学检查有乳腺X线摄影（乳腺钼靶照相）、彩超、乳腺MRI、胸部CT、PET-CT等。

（三）现代医学治疗

早期以外科手术为主，清除患侧乳腺、腋窝淋巴结；如果激素受体阳性，给予他莫昔芬或甲羟孕酮等；靶向治疗以多腺苷二磷酸核糖聚合酶（PARP）抑制剂为主，可降低三阴性乳腺癌患者42%的死亡风险；目前尚未应用免疫治疗。

四、前列腺癌

前列腺癌发病率全球居第四,我国发病率15.6/10万人,发病高峰在70~80岁,家族遗传发病年龄较早,近一半≤55岁,是男性泌尿系统肿瘤的"头号杀手"。例如,股神"巴菲特"2012年在其82岁时查出早期前列腺癌,至今健在;我国台湾省知名作家李敖,2003年在其68岁确诊前列腺癌,已病逝;传媒大亨默多克,2000年在其69岁确诊前列腺癌,至今健在。

(一)临床表现

压迫症状出现排尿困难。因转移部位不同,分别出现膀胱血尿、精囊血精、阳痿、盆腔淋巴结肿大,或出现双下肢水肿、骨痛、骨折、贫血等。

(二)临床诊断

体格检查以直肠指诊触摸到肿大、不光滑;血清标志物前列腺特异性抗原(PSA)升高;影像学检查以经直肠前列腺超声、盆腔MRI检查、核素骨扫描等常用。病理检查以前列腺穿刺活检为主。

(三)现代医学治疗

早期根治性治疗以放射性粒子植入、前列腺切除术等为主;中期综合治疗以手术+放疗、内分泌+放疗等为主;晚期以内分泌治疗为主,通过去势、抗雄激素治疗,达到治疗激素敏感型前列腺癌的目的。

五、大肠癌

大肠癌全球发病人数约193万/年,发病率居世界第三。大肠癌包括结肠癌和直肠癌。例如,李丁,饰演电视剧《宰相刘罗锅》里的六王爷,著名表演艺术家、导演,2009年7月29日因患大肠癌医治无效逝世,享年82岁。

(一)临床表现

先后出现排便习惯改变,大便变细、血便、黏液便等,腹痛或腹部不适,腹部肿块或肠梗阻相关症状。其余还有贫血、消瘦、乏力、低热等。

（二）临床诊断

1. 体格检查

了解全身浅表淋巴结如腹股沟、锁骨上淋巴结的变化；腹部叩诊及听诊出现移动性浊音、异常肠鸣；直肠指检指套血染或发现肿块。

2. 实验室检查

以血常规，尿常规，大便常规，大便隐血试验为主。

3. 内镜检查

以病灶位置较低比较适合。

4. 影像学检查

CT、MRI、钡剂灌肠。

5. 病理学检查

以病变部位活检。

以上手段不能确诊，肠梗阻、肠穿孔、消化道大出血且保守治疗无效者，行开腹或腹腔镜探查。

（三）现代医学治疗

早期外科以手术切除为主；中晚期用氟尿嘧啶、顺铂等联合化疗或局部放疗，或贝伐单抗、西妥昔单抗、帕尼单抗等靶向治疗；免疫治疗尚在临床试验中。

第四节 癌症的生活方式调理

根据世界卫生组织报告，癌症1/3可预防、1/3可治愈、1/3经治疗可延长寿命。以下是远离癌症的健康生活方式：①不抽烟，少饮酒；②控制体重；③优质睡眠，避免熬夜、过劳；④每天适量运动，每周健身；⑤每天食用至少5种果蔬、复合性碳水化合物＞397 g、红肉＜85 g,限制高脂食物、腌制食品摄入,低盐杂食。

一、运动调理

运动有利于产热,剧烈运动时体温可上升至40℃甚至更高。癌细胞对热的耐受力远远不如正常细胞,更容易被杀死。运动时人体吸氧增多,气体的频繁交换可使一些致癌物质排出体外。运动能增强免疫功能,也可刺激体内某些激素的分泌,加快骨髓生成白细胞的速度,增强吞噬癌细胞的能力。运动时人体大量出汗,致癌物质及时排出体外。运动时血液循环加快,癌细胞就无法站稳脚跟、生长发育和转移扩散。运动可增加干扰素分泌,而干扰素有确切的抗癌作用。运动还能锻炼人的意志,增强体格和战胜癌症的信心。

运动要坚持"1357"原则:每天最好运动1次,连续运动不少于30分钟,争取一周运动5次,运动的目标心率约等于170减去年龄。

最新的研究报告支持运动抗癌的学说。2019年四大医学期刊之一的*JAMA*历时18年,通过共144万人的研究表明,运动确实能防癌,而肥胖者和烟民更需要运动。

研究证实:同低水平的运动相比,进行高水平运动或长期锻炼的人13种癌症(食管腺癌、肝癌、肺癌、肾癌、胃贲门癌、子宫内膜癌、髓系白血病、骨髓瘤、结肠癌、头颈部癌、直肠癌、膀胱癌和乳腺癌)发病率都显著降低。该研究还发现,高水平运动对肥胖(BMI＞25)和非肥胖(BMI＜25)的人群整体效果类似。对非肥胖的人群,锻炼也能显著降低多种癌症发病率。但是,运动也导致黑色素瘤和前列腺癌的风险增高。这是目前为止规模最大、最全面的关于运动与癌症发病率的研究。

二、饮食调理

西方人习惯摄入过多的牛排、奶酪和甜食,肥胖者比比皆是。西方国家的癌症发病率至今仍居世界前列。随着经济的快速发展和饮食结构的变化,中国的癌症发病率也逐年升高。

饮食防癌、抗癌也得到了最新研究的支持。如2019年4月,权威医学期刊*The Lancet*(《柳叶刀》)发布了全球饮食领域的首个大规模重磅研究——195个国家和地区饮食结构造成的死亡率和疾病负担。这项统计时间跨度近30年的大型研究发现,全球近20%的死亡案例是由饮食问题导致。在世界人口前20的国家中,中国因为饮食结构问题而导致的心血管疾病死亡率、癌症死亡率均占首位。

"民以食为天",但日常饮食既不能营养不足,也不能营养过剩。目前不合理的饮食占癌症发病原因的40%~60%。因此,饮食调理要注意"4多3减"的原则。

(一)多新鲜果蔬

新鲜果蔬富含抗氧化剂、类胡萝卜素、维生素C、类黄酮类化合物等抗癌活性成分,芦笋、卷心菜、西红柿、红薯、魔芋、猕猴桃、白萝卜、胡萝卜都是抗癌食物。

(二)多豆制品

含大豆异黄酮的豆腐、豆浆,可降低患癌风险。

(三)多菌类

96%的菌类(如冬菇、香菇、金针菇、木耳等)都富含多糖类物质,可增强机体免疫力。

(四)多绿茶

富含茶多酚的绿茶,可结合致癌物使其分解,抑制癌细胞的生长。

(五)减农药残留

瓜果等可用温水泡1~2分钟,然后用刷子刷洗;白菜、卷心菜等可去掉外围叶片,逐片用流水冲洗内部菜叶;冬瓜等不易腐烂的蔬菜可通过阳光照射,使残留农药分解。

(六)减煎炸

油温过高将会产生大量苯并芘、丙烯酰胺等致癌物,用蒸、煮、炖等烹饪方法更为健康、低碳。

（七）减盐

盐和癌症是"亲戚"关系，如韩国因泡菜消费量大，是胃癌的高发地区。因此日常饮食要低盐（＜5 g），并且要特别注意味精、酱油、酱料、调味包等调味料中的"隐性盐"。

三、心理及情绪调节

"病由心生"，90%以上的癌症与心理、情绪有直接或间接的关系，精神创伤、不良情绪可能成为患癌症的先兆。

癌症最喜欢有如抑郁、焦虑、过分为别人着想的"坏性格"的人。这类人内分泌功能容易紊乱，器官功能活动也容易失调。久而久之，免疫系统识别和消灭癌细胞的监视功能会大打折扣。有研究表明，"坏性格"的人比乐观开朗的人患癌概率要高出15倍。

癌症患者的性格、心态对癌症的治疗康复至关重要，学会宽容，不惊不恐、平和淡定、不急不躁，这种性格心态本身就是最好的良药。如中国佛教德高望重的一代高僧梦参长老。他经历了中国最动荡的岁月，饱尝世间之疾苦，一生历经诸多磨难。1995年，他被查出患有大肠癌。手术后，大夫告诉他最多活不过5年，他却仍然心态平和继续弘扬佛法。二十多年过去了，2017年，103岁的梦参长老在五台山安详圆寂。所以说，要想远离癌症或治愈癌症，最好的方式就是养身与修心并重，保持一颗善良平和的心。

第五节　癌症的中医药治疗策略

20世纪70年代初，哈尔滨医科大学附属第一医院中医科主任张亭栋及其同事从民间找到一种可治疗白血病的偏方。此方中的3种成分如下：

砒霜：主要成分是三氧化二砷。是名著《水浒传》中毒死武大郎的毒药。

轻粉：含有水银成分的氯化亚汞，也是一种剧毒物质。

蟾酥：蟾蜍的分泌物，也有很大的毒副作用。

张亭栋教授团队首先在动物实验和临床用药时反复尝试了3种药的配伍比例，结果发现3种药里真正起治疗作用的是砒霜，其他两种药的配伍对药效没有影响，但会大大缓解药物的副作用。他们随后对接受治疗的癌症患者进行了分类和持续的追踪，结果发现：砒霜不是对所有癌症患者都有效，它只对一种特殊的癌症患者效果最好——急性早幼粒细胞白血病。

直至1998年，《新英格兰医学杂志》发表了美国医生们的研究，证明了砒霜的治疗效果。同时，12位癌症复发的急性早幼粒细胞白血病患者在使用砒霜后有11位出现了显著的治疗效果。

陈竺院士的团队进一步验证和发现了砒霜的相关疗效，阐明了三氧化二砷治疗急性早幼粒细胞白血病的机制，并于2016年获得了美国血液学会颁发的欧尼斯特·博特勒奖。在基础和临床研究中，全反式维A酸（ATRA）和三氧化二砷（砒霜，ATO）联合疗法将死亡率很高的急性早幼粒细胞白血病的5年无病生存率跃升至90%，达到基本治愈标准。这种治疗手法也被称作东方传统医学和西方医学结合的典范，开启了恶性血液疾病的转化治疗这一重要篇章。

张亭栋教授和陈竺院士的例子说明：①无论是现代的医学研究和药物研发，还是传统的中医药（实践）都能够使医学理论和实践获得新发展，升级医疗技术；②现代医学技术的发展（砒霜抗急性早幼粒细胞白血病这一新适应证的发现）离不开我们对中医实践经验和传统中药宝库的再次挖掘。由此可见，中医药对癌症的治疗具有巨大的潜力。

一、中医对癌症的认识

中医学很早就提出对疾病的防治思想，主要是治未病及整体观念。

治未病："节饮食、慎起居、戒躁怒"的预防理念，认识到"预防是最好的治疗"。

整体观念："全身为虚，局部为实，虚为病之本，实为病之标"，癌症属全身性疾病。

中医理论认为,脏腑阴阳气血失调、正气虚弱是癌症发生的根本,而郁结湿阻、气滞血瘀、痰凝毒聚则是癌症发生的基本病机。因此在日常生活中,注重保养正气、增强机体抵抗力、调摄精神情绪、注意饮食起居、防止外邪侵袭是预防癌症的重要方法。以正气为本、调摄精神情绪、保养脾胃是治疗癌症的基本法则。

中医药可以增强人体免疫力、改善癌症微环境、抑制癌细胞生长,还可以减轻放疗、化疗的副作用。现代也有许多针对中药中具有抗癌作用物质的新药开发和研究。多成分、多靶点既是中药治疗的优势,也是研发上的难点。

二、中医药对癌症的治疗策略

西医是辨病论治,中医则是通过整体观念辨证论治,针对其病因病机确定相应的治法,选方用药。以下列举代表性的治法和方药。

(一)扶正固本法

中医的扶正固本,其实就是西医的增强免疫力。扶正固本可以调节人体的抗病能力,预防疾病,促进生理功能的恢复。

扶正固本类中药主要是补益类药物,常用药物有人参、黄芪、绞股蓝、灵芝、当归、阿胶、麦冬、天冬、石斛、枸杞子、肉苁蓉、鹿茸、冬虫夏草等,方如十全大补汤、补中益气汤、六味地黄丸、右归丸等。上述方药可调补患者的气血阴阳平衡,达到改善全身状况、提高免疫功能、增强预防、治疗和自我康复的能力。

(二)活血化瘀法

久病多瘀,瘀血阻滞是癌症发生的一大因素,通过活血化瘀可以缓解症状。
常用的活血化瘀药有三棱、莪术、三七、川芎、姜黄、丹参等,方如血府逐瘀汤、桃红四物汤等。上述方药可直接抑制和破坏癌细胞并影响机体免疫力,使肿瘤消退。其他药物大都能直接或间接抑制癌细胞生长周期的某一环节。

(三)清热解毒法

"热毒蕴结"是恶性肿瘤发生、发展的重要病因之一,针对肿瘤患者的热毒、温热、火毒、血热等证候而拟订的清热解毒法，具有清热、解毒、泻火、凉血等功效。

常用的清热解毒药如黄芩、黄连、黄柏、栀子、板蓝根、青黛、蒲公英、紫花地丁、苦参、金银花、连翘、白花蛇舌草、半边莲、半枝莲、拳参、龙葵、蛇莓、马鞭草等，方如黄连解毒汤、葛根芩连汤、温清饮、普济消毒饮、当归六黄汤等。上述方药可以直接抑制肿瘤、诱导肿瘤细胞凋亡、调节机体免疫功能、抗炎、解毒、退热、阻断致癌物质、防突变、抗氧自由基及逆转肿瘤细胞的耐药性等，在肿瘤的临床治疗中得到广泛应用。

（四）化痰利湿法

脾胃虚弱，水湿不能运化，遇邪火煎熬，凝结为痰。痰、湿均为人体内的病理产物。久病多痰，多种肿瘤均可由痰凝湿聚而引起，临床表现为痰证或湿证。

常见的化痰利湿药有瓜蒌、半夏、天南星、生薏苡仁、茯苓、猪苓、泽泻、木通、泽漆、土茯苓等，方如二陈汤、温胆汤、三仁汤、五苓散、甘露消毒丹等。上述部分化痰、祛湿药具有直接抗癌、抗炎作用。

第六节　中医药对常见癌症的防治

中医药治疗对癌症术后的康复、减轻放化疗的毒副作用、降低肿瘤复发转移以及缓解晚期癌症的各种症状有着明显的优势及特色。

一、对肺癌的防治

（一）中医对肺癌的认识

按西医组织学分类，可将肺癌分为鳞状上皮细胞癌、小细胞癌、腺癌、大细胞癌等，其中以鳞状上皮细胞癌多见。中医学认为肺癌发病的病因病机是正气内虚、痰凝毒聚和脏腑阴阳失调。肺癌是因虚而得病,因虚而致实,是一种全身属虚、局部属实的疾病。其病位在肺,但因肝主疏泄,脾主运化水湿,肾主水之蒸化,故与肝、脾、肾关系密切。扶正祛邪、标本兼治是治疗肺癌的基本原则。

(二)肺癌中医辨证选方

按中医辨证选方,共五个方证供临证遣方用药:气血瘀滞证以血府逐瘀汤治之;痰湿蕴肺证以二陈汤合瓜蒌薤白半夏汤治之;阴虚毒热证以沙参麦冬汤合五味消毒饮治之;气阴两虚证以生脉饮合百合固金汤治之;若肺肾同病,由阴损阳,出现以阳气虚衰为突出的临床表现时,可选用右归丸温补肾阳。

(三)中医对肺癌患者的饮食建议

1. 多食清肺润肺的食物

中医理论认为,白色食物入肺,具有提高肺脏换气的功效(如水梨、山药、百合、荸荠、莲子、莲藕、薏苡仁、苦杏仁、白木耳等)。例如:口干舌燥,可将百合与绿豆煮成汤;若夜晚睡眠品质不佳,可饮百合莲子汤、百合鸡蛋汤或百合小米粥、百合煮红枣,均具有安神润肺的作用。

2. 可服用补肺气滋肺阴的中药

如人参、黄芪、黄精、西洋参、玄参、麦冬、天冬、南北沙参等,可煲汤食用。

3. 多吃荸荠、芦笋、梨三种食物

荸荠性寒,用开水稍微烫后可当水果吃,一天食用5颗即可,可清肺热;芦笋水煮后磨汁,每天早上以4大汤匙的芦笋汁冲开水饮用,可清肺润肺;中医认为生梨可清六腑,熟梨可滋五脏之阴,一天一个,生熟各半,可清肺滋阴。

二、对肝癌的防治

(一)中医对肝癌病因的认识

中医认为湿热毒邪、迁延留滞、七情郁结、饮食内伤等导致肝脾失和,气血痰毒瘀结脉络,聚积成块。本虚标实、因虚致病、因邪致实为肝癌总的病机。

肝郁脾虚、湿热瘀毒为肝癌发病机制的核心,故疏肝健脾、祛湿化瘀、清热解毒为其治疗大法,热毒伤及肝肾之阴时,应当以祛邪滋阴为要。

(二)肝癌中医辨证选方

按中医辨证选方,肝郁脾虚以逍遥散加减治之,湿热蕴毒以茵陈蒿汤加减治之,血瘀毒结以膈下逐瘀汤加减治之,肝肾阴亏、热毒瘀滞以犀角地黄汤加减治之。

(三)肝癌药膳调理

饮食的辅助治疗也不能忽视,常用的食疗方有3种。

1. 枸杞甲鱼汤

【配方】枸杞子30 g,甲鱼500 g,精盐适量,大葱半根,生姜一小块,醋适量。

【制法】甲鱼宰杀去内脏切块,用开水焯一下;将枸杞子洗净切碎;生姜洗净,切片;大葱洗净,切成葱花。除葱花、精盐外,将上述准备好的原料一并放到砂锅中,煮1小时左右再将葱花、精盐放入即可食用。枸杞子与甲鱼均可食用。

【功效】滋阴、清热、散结、凉血,可提高机体免疫功能。消化不良、失眠者不宜食。

【用法】每周1次,不宜多食。

2. 茯苓清蒸桂鱼

【配方】茯苓15 g,桂鱼150 g,盐、大葱、姜各适量。

【制法】桂鱼去鳞,去内脏,清洗干净;葱切段,姜切片;桂鱼加茯苓、葱段、姜片、盐同蒸至熟烂即成。

【功效】健脾利湿、益气补血。

【用法】每日1次,佐餐食用。

3. 马齿苋卤鸡蛋

【配方】马齿苋适量,鲜鸡蛋。

【制法】先用马齿苋加水煮制成马齿苋卤,取300 mL,用卤汁煮鸡蛋。

【功效】清热解毒、消肿去瘀、止痛。适用于肝癌发热不退、口渴烦躁者。

【用法】每日1次,连汤服。

三、对乳腺癌的防治

（一）中医对乳腺癌的认识

中医认为乳腺癌乃虚实夹杂,整体属虚、局部属实,治疗以扶正祛邪为原则。

（二）乳腺癌中医辨证选方

根据临床症状,分为肝郁气滞型、脾虚痰湿型、肝肾阴虚型、瘀热型、气血两虚型5个证型,可分别选用四逆散、香砂六君子汤、二至丸、连翘金贝煎及八珍汤,扶正强调以益气健脾法贯穿始终,再配以补益气血、滋养肝肾等补益药以增强体质,调节免疫力,提高机体抗癌能力,防止癌症的复发转移。

（三）乳腺癌药膳调理

常用的乳腺癌食疗方有以下3种。

1. 蒲公英粥

【配方】蒲公英50 g,粳米100 g。

【制法】取干蒲公英或鲜蒲公英(带根)洗净,切碎,煎取药汁,去渣,入粳米同煮为稀粥,以稀薄为好。

【功效】清热解毒、消肿散结。适宜于乳腺癌初期热痛者。

【用法】每日1次,作早餐食用。

2. 夏枯草蜂蜜粥

【配方】夏枯草100 g,蜂蜜适量,糯米100 g。

【制法】将夏枯草加水煎汁,去渣取汁,加入水及糯米煮粥,将熟时加入蜂蜜即可。

【功效】清热解毒、散结消肿。适宜于乳腺癌见有肿块者。

【用法】每次1碗,每日2次,连服3周。

3. 逍遥鲫鱼汤

【配方】丝瓜络15 g,当归、白芍各9 g,陈皮、柴胡各5 g,白术、茯苓各6 g,

香菇20 g,鲫鱼1条（600 g左右），调料适量。

【制法】鲫鱼处理好,洗净,用葱、姜、黄酒、盐腌渍;丝瓜络、当归、白芍、陈皮、柴胡、白术、茯苓水煎去渣取汁;油锅烧热,放入鲫鱼煎至两面微黄时取出,锅内加入葱、姜略炒,放入药液、盐、黄酒、胡椒粉、香菇,烧开后放入鱼,汤变浓后加入味精,淋入香油即可,食鱼喝汤。

【功效】健脾疏肝、理气活血解郁。适宜于乳腺癌肝郁兼有气血不调者。

【用法】每日1次,佐餐食用。

四、对前列腺癌的防治

（一）中医药对前列腺癌的认识

中医认为前列腺癌的病机为正气内虚、毒瘀并存,整体属虚、局部为实、虚实夹杂,治疗应本着扶正祛邪的原则,以扶正固本、解毒散结为主。

（二）前列腺癌中医辨证选方

中医将前列腺癌的辨证分型为湿热下注、肝肾阴虚、脾肾阳虚和瘀毒型,分别选用八正散、六味地黄丸、肾气丸和五味消毒饮等加减。

（三）前列腺癌药膳调理

前列腺癌可以按照分型不同,用以下食疗方进行调理。

1. 双子桃仁薏米粥

【配方】炒车前子10 g,韭菜子6 g,薏苡仁30 g,核桃仁3个。

【制法】先把韭菜子炒黄后再加入核桃仁、薏苡仁、炒车前子一起加水煮成粥,待温饮服。

【功效】清热利湿。适宜于湿热下注型前列腺癌患者。

【用法】每日1次,连续服用10~15天。

2. 加味龟板槐蕈炖瘦猪肉

【配方】山药、女贞子各15 g,山萸肉9 g,龟甲30 g,槐蕈6 g,瘦肉60 g。

【制法】先将药材一起煎汤去渣,最后加瘦肉一起煮熟服用即可。

【功效】滋补肝肾。适用于肝肾阴虚型前列腺癌患者。

【用法】每日1次,佐餐食用。

3. 五味药煎水

【配方】生地黄、墨旱莲、山药、白花蛇舌草、重楼各15 g,蔗糖适量。

【制法】除蔗糖外其他药材一起煎水去渣,最后兑入适量蔗糖。

【功效】滋补肝肾,兼以解毒。适用于热毒型前列腺癌患者。

【用法】每日1剂,连服20~30天为一疗程。

五、对大肠癌的防治

(一)中医对大肠癌的认识

中医认为大肠癌的发生外因寒邪侵犯损伤脾胃,内因饮食不节、情绪不稳等各种因素引起正气虚弱,内因外因相互搏结成为息肉、溃疡等恶性病灶,正虚抗邪无力,癌毒蕴结,气血失调,脾胃亏虚而成。主要以湿浊、湿热蕴结、腑气不利为主。中医治疗主要是扶正祛邪,当有主次轻重,祛邪重在消除水饮、痰、瘀、郁、火、毒的凝结。

(二)大肠癌中医辨证选方

中医将大肠癌的辨证分型为湿热蕴结型、气滞血瘀型、脾肾阳虚型、肝肾阴虚型和气血两虚型,分别选用葛根芩连汤、膈下逐瘀汤、肾气丸、六味地黄丸和八珍汤等进行治疗。

(三)大肠癌药膳调理

对于大肠癌,中医药的食疗方可选用:

1. 马齿苋绿豆汤

【配方】新鲜马齿苋120 g(或干品60 g),绿豆60 g。

【制法】将上述原料加水适量,得煎汤500 mL。

【功效】清热解毒,利水消肿,生津除烦。

【用法】每日1~2次,连服2~3周。

2. 黄芪参枣粥

【配方】生黄芪300 g，党参30 g，甘草15 g，粳米100 g，大枣10枚。

【制法】将生黄芪、党参、甘草浓煎取药汁。粳米、大枣同煮，待粥成后兑入药汁调匀。

【功效】补气养血。

【用法】每日早晚服用。连服10~15天。

第七节 总 结

癌症是细胞在不同组织器官中恶性增生的一大类复杂性疾病。本章为大家介绍5种常见的癌症。生活方式的改变、适当运动、健康的饮食、心情调节、早期诊断和早期治疗在癌症的防治方面具有重要意义。

2022年1月，美国国家癌症研究所发布了最新的《国家癌症数据年度报告》，对美国癌症新发病例和死亡人数进行了统计。研究发现从1991—2019年，美国的癌症总死亡率下降了32%。中国香港所有癌症的总发病率虽有所增加，但扣除年龄和人口增加的因素，总的死亡率是下降的。中国香港已经连续3年超越日本，成为全球人均寿命最长的地区。这与包括癌症在内的所有疾病的防治成效密切相关。

ER 4　中医药在香港的使用情况简介

ER 5　中医药在澳门的使用情况简介

一、现代西方抗癌药物的三次革命

癌症是世界医学难题。中晚期癌症的治疗主要依靠药物，现代西方抗癌药物的发展到目前为止共出现了三次革命：

第一次革命是1940年后开始出现的细胞毒性化疗药物，现在绝大多数化疗药物都属于这一类。常用的化疗药物有几十种，作用机制各不相同。但是无论具体机制如何，它们共同的作用都是杀死快速分裂的细胞，因此对癌症有不错的治疗效果。然而，化疗药物并不能区分恶性细胞与正常细胞。临床上化疗药物的使用剂量太少，药物不能起到杀死癌细胞的作用；药物剂量过大会产生严重的副作用，对患者造成"不可逆伤害"乃至死亡。

第二次革命是从2000年开始在临床上使用的靶向治疗药物。这类药物可以选择性杀死癌细胞而不影响正常细胞。20世纪70年代致癌基因的发现使这一想法成为可能，因为很多致癌基因在正常细胞里都不存在！科学家们开始尝试开发特异性药物来抑制癌症独有的致癌基因。

第一个真正意义上针对癌症突变的特异性靶向药物是2001年上市的治疗$BCL-ABL$突变基因慢性白血病的格列维克。这一药物的横空出世，使$BCL-ABL$突变基因慢性白血病患者5年存活率从30%跃升至89%。格列维克这类靶向药物之所以比普通化疗药物好，就是因为它对正常组织的毒性小，患者可以接受高剂量的药物而不必担心严重副作用，因此可以比较彻底地杀死癌细胞。目前药厂研发的多数新药都是靶向治疗药物。可以预见在未来10年，应该会有几十种新的靶向药物上市。

第三次革命是免疫疗法的成功应用。相对传统化疗或靶向治疗，免疫疗法有一个本质的逻辑区别："免疫疗法"针对的是免疫细胞，而不是癌症细胞。无论手术、化疗还是放疗，目标都是直接去除或杀死癌细胞。"免疫疗法"的靶点是正常免疫细胞，目标是激活人体自身的免疫系统来治疗癌症。因此，面对传统治疗中的缺陷，"免疫疗法"在理论上有巨大优势：①不直接损伤癌细胞，而是增强免疫系统功能；②可以治疗多种癌症，对很多患者都有效；③可以抑制癌细胞进化，复发率低。

二、中医治疗癌症的优势与特色

中医药在癌症治疗中的作用越来越突出，实践证明，其优势与特色主要表现在以下几方面：①改善临床症状和生存质量，提高生存率；②对放疗、化疗起到减毒增敏的作用; ③预防肿瘤复发转移; ④术后调补,促进机体康复。

中医药配合手术也有一定疗效。临床证实如果在手术前后使用中医药,能够为手术创造有利条件、促进术后的恢复、预防和减少术后的复发和远处转移。

中医药抗癌治疗是我国特有的治疗方法。中医药治疗癌症以扶正祛邪为指导思想,认为癌症是一种本虚标实的疾病。其初期以邪实为主,中晚期则以正气虚为主,具有虚、湿、痰、瘀、毒互结的特点。通过整体观念和辨证论治,可以达到整体调理与局部抗癌相结合。临床抗癌分别采用补益、行气解郁、活血化瘀、清热解毒、化痰散结、利水化湿等药。现代研究证明这些药分别具有增强体质、免疫调节、免疫增强活性、抗氧化、排除体内有害代谢产物、抑制血管新生、抗炎、杀灭或抑制癌细胞等作用。

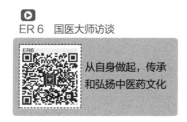

ER 6 国医大师访谈

从自身做起,传承和弘扬中医药文化

三、癌症治疗疗效评价理念

当今,癌症治疗疗效评价理念发生了根本性变化。以"疾病为核心",最大限度地杀伤肿瘤的治疗模式已正在向以"患者为核心",谋求最好生活质量的人性化治疗方向转变,突出"以人为本,带瘤生存"的概念。

大多数经中医药治疗的恶性肿瘤患者,瘤体的缩小可能并不明显。但中医药治疗恶性肿瘤的疗效,更多体现在改善临床症状和提高生活质量方面,达到"带瘤生存"的状态。这常常是中医药取得较好疗效的表现,也体现了中医治疗肿瘤"以人为本"的特色。

四、癌症的中西医结合治疗特点

中医辨证施治并结合现代医学,辨病与辨证相结合、局部与整体相结合、扶正与祛邪相结合,是目前中西医结合的治疗方法。癌症是难治病,但注重预防、早期诊断、早期治疗、中西医结合治疗等理念与方法的运用,正在改变"癌症是不治之症"这一观念。中西医结合治疗对中晚期癌症患者有着明显的优势。西医以切除肿瘤、遏制癌细胞为治疗手段;中医则以扶正祛邪为主,通过药物治疗及食疗改善患者体质,特别适合身体过度虚弱消瘦、无法接受放疗或化疗的末期癌症患者。

其实,在癌症治疗的早、中、晚期均可以根据中医理论,对患者的体质和病情进行辨证论治,进而在癌症早、中、晚期使用中药,达到养生、保健、调理和治疗的综合效应。中医药不仅可以发挥辅助治疗作用,而且常常是治疗的主要手段,尤其是对末期癌症患者的治疗。

五、抗癌药物治疗难题

中西医结合也是抗癌药物研发的活水源头。从化疗药物、靶向药物到肿瘤免疫治疗,从针对癌细胞本身、肿瘤微环境,再到宿主整体免疫、特异性免疫和精准免疫治疗,肿瘤基础研究和临床治疗不断为开发抗肿瘤新药带来新的启发与思考。但各种抗肿瘤药物治疗所面临的共同挑战仍然是药物副作用及毒性作用的产生、肿瘤细胞的多样性、耐药性的产生、肿瘤复发和转移等。面对这些挑战,相信中医药的古老智慧和现代创新可以为解决上述难题做出重大贡献。

但是中医药首先要回答一些重大的科学问题。如中医"同病异治,异病同治"中,西医辨病与中医辨证之间的相关性、不同的科学证据和临床证据;又如抗肿瘤中药中清热解毒类中药、活血化瘀类中药和补益类中药等与西药药理分类不同,其内涵和科学依据是什么?

六、中药抗癌应用特点

香港大学冯奕斌教授研究团队在研究中发现,抗癌中药临床分类不同,中药药理作用系统、作用靶点和信号通路也不相同。例如:清热解毒类中药主要表现出抗炎作用,但每种药物的作用靶点和信号通路也有不同;补益药主要作用于免疫和代谢系统,但具体药物也各有特点。而结合肿瘤生物学特征和抗肿瘤药理的现代研究发现,许多抗肿瘤中药的细胞毒性并不强,因此在抗炎、调控肿瘤信号通路、调节肿瘤微环境、抑制肿瘤干细胞和肿瘤免疫调节等方面值得深入研究。

七、中药抗癌临床应用

抗癌治疗中单体药物存在局限性,而多成分、多靶点药物可能是一种解决方法。面对现今肿瘤药物治疗的挑战,基于中医2000多年的用药经验开发出来的单体和复方已经在临床上发挥着重要作用,如砒霜、靛玉红和复方黄黛片等。耶鲁大学的郑永齐教授以《伤寒论》中经方黄芩汤为基础,研发出针对化疗副作用及增强化疗效果的新制剂,并发现其药理作用和机制。该药物正在美国开展Ⅱ期临床试验。在临床方面,中医药在癌症早、中、晚期的治疗及预防方面均可发挥作用,不仅具有养生、保健、治疗、康复等综合作用,还可发挥多成分、多靶点的协同效用。

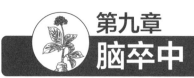

第九章 脑卒中

第一节 概　述

一、脑卒中的定义

脑卒中，又称中风、脑血管意外，是一种急性脑血管疾病，是由于脑部血管突然破裂或因血管阻塞导致血液不能流入大脑而引起脑组织损伤的疾病。包括缺血性脑卒中（脑梗死）和出血性脑卒中（如脑出血）。其中缺血性脑卒中的发病率明显高于出血性脑卒中，占脑卒中的60%~70%，故本章所讲的脑卒中主要指缺血性脑卒中。

二、脑卒中的流行病学

世界卫生组织的调查结果显示，中国的脑卒中发病率排名世界第一，比美国高出1倍。

全球疾病负担研究数据显示，脑卒中是我国居民死亡的首位病因；2010—2019年10年间，缺血性脑卒中的发病率由2010年的129/10万上升至2019年的145/10万，而出血性脑卒中的发病率由2010年的61/10万下降至2019年的45/10万；缺血性脑卒中的患病率由2010年的1100/10万上升至2019年的1256/10万，而出血性脑卒中的患病率由2010年的232/10万下降至2019年的215/10万。

我国是世界上最大的发展中国家，人口占世界总人口的1/5，脑卒中患病人数高居世界首位。根据中国脑血管病大数据平台统计显示,我国脑卒中发病率、患病率、复发率和死亡率均居高不下。

有研究数据显示,脑卒中的多发人群主要为60~89岁老年人,这可能与老年人容易得"三高"从而诱发此病有关。且相对于其他职业,农民患脑卒中概率是最高的,医生和渔民得脑卒中的概率则相对较低。

三、脑卒中的病因

(一)血管性的危险因素

脑卒中发生的最常见原因是血管阻塞导致的脑部供血不足,进而引起缺血性脑卒中。其罪魁祸首就是血栓。冠心病伴有房颤患者,其心脏瓣膜容易产生附壁血栓,血栓脱落后可堵塞脑血管,导致缺血性脑卒中的发生。

其他诱发因素还包括高血压、糖尿病、高脂血症等。其中高血压是中国人发病的最重要危险因素,在清晨容易出现血压异常升高,此时发生缺血性脑卒中的风险是其他时段的4倍,清晨血压每升高10 mmHg,卒中风险增加44%。

(二)年龄、性别、家族史、种族及地域因素

1. 年龄

年龄是脑卒中最强的单一危险因素。脑卒中的发生率、患病率以及死亡率都随着年龄增长而上升。65岁之前约有30%的发病率,而65岁之后的发病率高达70%。

2. 性别

脑卒中有明显的性别差异,男性的发病率明显高于女性。

3. 家族史

现在许多学者认为有关脑卒中的遗传因素属于多基因遗传,其遗传原因受环境因素影响较大。我国调查表明,直系亲属中有脑卒中病史的人患病概率更大,家族遗传因素有非常显著的意义。

4. 种族

大量资料表明,黑种人脑卒中的发病率高于白种人。

5. 地域

亚洲国家(如中国、日本)的发病率高于欧美国家。

(三)不良生活方式

脑卒中的发生通常存在多个因素,如吸烟、不健康饮食、肥胖、缺乏运动、过量饮酒。患者自身存在的基础疾病,如高血压、糖尿病和高脂血症等,都会增加脑卒中的发病风险。

(四)精神心理因素

情绪低落与脑卒中之间存在着明确的双向性关联。针对这种关联,目前有学者提出假说:抑郁症使交感神经系统过度兴奋,从而导致血小板活化及炎症因子增加,进一步增加脑卒中发生的风险。

第二节　脑卒中的临床表现与诊断

一、脑卒中的临床表现

秋冬季是脑卒中的高发季。轻型脑卒中之于脑卒中的意义,就像地震前的一些"鸡飞狗跳"等动物的异常举动,预示可能发生大地震。如果我们及时留意到这些蛛丝马迹并作出应对,死里逃生的成功率就会大大提高。如果身体出现以下5个信号,预示您可能离脑卒中不远了。

(一)一过性视物不清

患者在脑卒中发生前常有视觉上的异常,而且其往往是脑卒中最早的预警信号。患者会突然眼前发黑,视物不清,但往往数秒后便可恢复。这是因大脑内血流量减少,微小血栓通过视网膜动脉而引起的。所以,短暂性的视物黑矇可看作脑卒中的最早预警信号。

(二)呃逆不止

一般遇到呃逆,俗称打嗝,只要保持静息状态,不进行剧烈运动,避免喝冷饮,数分钟后便会自行缓解。但如果持续打嗝且伴有肢体活动受限、言语不清,甚至神志不清,特别是患有基础疾病如高血压、高脂血症、冠心病、动脉硬化的人士,就应警惕脑卒中。

(三)嗜睡

约有75.2%的人在脑卒中前有嗜睡症状,而嗜睡往往发生在脑卒中发生前的6~12个月。轻者饭后困顿、不睡不行,重者昼夜嗜睡,全天24小时睡个不停。因此中老年人一旦出现原因不明的困倦嗜睡现象,一定要高度重视。

(四)常咬到舌头

舌头的运动由神经系统控制,任何一个环节出现问题,舌头的运动都会受到影响。当咀嚼和舌头的运动失调,舌头经常会被咬到,这可能与脑卒中的脑梗死甚至脑出血有关。所以一旦发现自己最近常咬舌头,或伴有头痛、手脚麻木、行走不稳等情况,应及时就医。

(五)容易摔跤

脑卒中患者常常有一侧肢体的运动功能障碍。例如手脚无力,不能动弹。在起坐、行走过程中,由于动作不协调、身体重心偏移,病侧肢体发软,进而摔倒。所以对于很多老年人来说,脑卒中是因,骨折是果。如果能早发现早预防,也许就能预防骨折。

脑卒中发病后的表现主要有以下几点:①平日吞咽困难,饮水发呛;②整天处于嗜睡状态,严重者出现昏迷情况;③偏侧肢体麻木,全身软弱无力,出现感觉障碍以及运动障碍;④出现中枢性面瘫(眼部以下的面瘫),鼻唇沟变浅,伸舌偏向一侧;⑤出现言语方面问题,表现为语言表达不清以及对语言的理解能力出现困难。

二、脑卒中的诊断方法

对脑卒中的早期发生可以通过"FAST法则"进行自我诊断。

F即face(脸)：患者面对镜子微笑时,脸部出现不对称,且无法正常微笑。

A即arm(手臂)：患者双手平伸10秒时,一侧肢体麻木无力。

S即speech(言语)：患者说话不流畅,语言不连贯、咬字不清。

T即time(时间)：确定患者的症状,立刻联系120急救人员将其送往有溶栓能力的医院,并告知主要症状和发病时间,防止病情进一步加重。

临床医生对脑卒中患者确诊的依据有以下几点：

(一)病史采集

由于很多因素与脑卒中的发生有关,如年龄、性别、高血压、糖尿病、冠心病、风湿性心脏病以及高脂血症等。故对相关既往史要详细加以了解,同时还应了解患者有无脑卒中的家族史。

(二)神经系统检查

1. 意识情况

意识情况是反映病情轻重的指标之一。许多脑卒中的患者由于病情变化,其意识情况也随之发生改变。尤其对急性期的危重患者,更需要严密观察,以便掌握病情变化,及时采取诊断和治疗措施。一般将意识情况分为5级：清醒、嗜睡、朦胧、半昏迷、昏迷。

2. 智力

询问患者各种问题,以了解患者智力情况。一般包括下列检查：理解力、记忆力、定向力和计算力。

3. 语言

通过让患者回答各种问题判断其讲话是否流利。因为脑卒中患者一般会表现出语言障碍,而不同的语言障碍又可反映脑组织不同部位的损伤情况。如小脑卒中时,患者说话结结巴巴;而优势半球的语言中枢受损害时,则患者言语困难。

（三）影像学检查

影像学检查对脑卒中的早期诊断和正确治疗发挥着重要作用，可以快速判断患者有无脑出血或者脑梗死。电子计算机断层扫描（CT）检查能够迅速、准确地发现脑出血，是脑卒中的首选影像学检查方法。磁共振（MRI）检查不仅能够早期发现脑梗死，还能够提供脑血流灌注、组织代谢等功能信息，对脑卒中的早期诊断、鉴别诊断有重要价值。临床医生通过对以上检查指标进行综合分析，最终对患者进行确诊。

（四）中医诊断

中医对脑卒中的完整诊断包括病名、病类和证名，分3个层次的诊断。

1. 病名诊断

统一病名为中风病，又名卒中（内中风）。

主证：半身不遂，口舌歪斜，神志昏蒙，舌强言謇，不语，遍身麻木。

具有主证两个以上，急性起病，结合舌、脉、诱因、先兆、年龄为40岁以上等方面的特点即可确定诊断。

2. 病类诊断

中风有外风和内风之分，按病情轻重又分为中经、中络、中脏、中腑等。可以笼统地分为中经络和中脏腑。

3. 证名诊断

（1）中经络：常分5类。①肝阳暴亢，风火上扰证；②风痰瘀血，痹阻脉络证；③痰热腑实，风痰上扰证；④气虚血瘀证；⑤阴虚风动证。

（2）中脏腑：常分4类。①风火上扰清窍证；②痰湿蒙蔽心神证；③痰热内闭心窍证；④元气败脱，心神散乱证。

4. 分期标准

（1）急性期：发病后2周以内，中脏腑最长可至1个月。

（2）恢复期：发病后2周或1个月至半年以内。

（3）后遗症期：发病后半年以上。

第三节 脑卒中的生活方式、运动和饮食调理

一、生活方式调理

除年龄、性别、遗传等不可控因素之外,脑卒中的大部分致病因素都可防可控,关键是要调理生活方式。有报道称约有60%的慢性病由不健康的生活方式引起,通过调理生活方式可预防80%的心脑血管疾病。

(一)常见的不健康生活方式

1. 频繁吸烟、饮酒

频繁吸烟、饮酒是导致青年脑卒中的最危险因素。频繁吸烟可使脑卒中的风险增加2~3.5倍,吸烟能明显降低脑血流量,加速脑动脉硬化,降低脑血管的舒缩功能。而酗酒者脑卒中发病率是一般人的4~5倍,且更易引起脑出血。如长期过度饮酒可使血压升高,影响凝血系统,增加血小板聚集和血液凝固性,同时也使脑局部血流量下降。

2. 生活不规律、劳逸失度

如作息时间混乱,经常熬夜、加班等,均可诱发脑卒中。

3. 精神紧张、情绪焦躁

不良情绪可导致血压升高,进而导致脑血管破裂出血而发病。

(二)生活方式调理

1. 戒烟限酒

做到不吸烟,不饮酒。

2. 生活规律、劳逸适度

过劳则伤气,过逸则体肥而脏弱,均易发生脑卒中。脑力劳动者和中老年人要注意劳逸结合,切不可长期熬夜。应保持充足的睡眠,适当户外活动,

增强机体的抗病能力。老年人冬天出门要特别注意保暖,因为寒冷刺激常使交感神经的兴奋性增高,从而使血管收缩导致血压升高,容易导致脑卒中。

3. 控制情绪

不宜过思、过悲、过喜,安神定志,舒缓情志,保持稳定的心态。多参加有益的社会活动,多培养业余爱好,多与别人交谈沟通。培养豁达乐观的生活态度,怡情悦性。及时消除不良情绪,保持稳定平和的生活态度。

二、运动调理

运动可以舒筋活血,降低脑卒中的风险。现代人由于生活、工作方式的改变,普遍缺乏运动。《黄帝内经》提到"久视伤血,久卧伤气,久坐伤肉"。如果缺乏运动,可导致气虚血瘀的发生,而气虚血瘀又是引起中风的重要诱因。运动作为保健的第一要素,要讲究锻炼的方式。

成人每周至少运动5天,每天至少进行30~45分钟的体育活动,如慢跑、骑自行车等。同时还可进行以下有效的益脑运动:

1. 手部运动

进行空抓手运动,早、中、晚各做1次,每次100下。手掌的经络上布满了许多敏感的穴位点。这些穴位受到适度刺激,不仅能锻炼大脑,还能调节全身气血循环。

2. 头部按摩

五指分开,以指腹从前额缓慢按压至头顶,再继续按压至脑后部。头部按摩可有效改善脑部血液循环,改善大脑供血。

3. 肩部运动

双手放在肩部两侧,掌心向下,双肩由后向前旋转10次,双肩上提、放松各10次。肩部运动可以放松肩部肌肉,缓解颈肩部神经血管压力,促进大脑供血。

4. 颈部按摩和转颈运动

五指并拢,双手对指置于颈后部,按摩以皮肤轻微发红发热为宜,30个上下按摩即可。之后颈部放松,平和舒缓地前后左右转动,动作宜慢,做10个循环即可。颈部按摩和转颈运动可促进颈部血管平滑肌松弛,减少血脂沉积,增加血管的抗压力和韧性。

5. 两脚画圈,活动踝关节

以脚尖为轴画圈,活动踝关节,左右各30下,可以疏通相关经络,起到调和气血的作用。

除了以上运动外,中老年人还特别适合健步走运动。健步走能降血压、降血脂、降血糖,减肥瘦身,增强心肺功能,提高机体免疫力,缓解压力,改善情绪,进而有效预防脑卒中。运动障碍比较严重的脑卒中患者应咨询医师,根据自己情况制订合适的运动锻炼方案。

三、饮食调理

"调整、维持、控制、增加"是科学饮食的八字方针,同样适用于预防脑卒中。"调整"指的是调整进食顺序,水果应在饭前吃;"维持"指的是维持高纤维素摄入,维持食物多样化;"控制"指的是控制肉类、油脂、盐的摄入量;"增加"指的是增加水果、奶、谷物及薯类食物的摄入。通过科学调整饮食结构和方式,可以减少脑卒中发生并起到保健作用。

李东垣在《医学发明》中提出:"故中风者,非外来风邪,乃本气病也,凡人年逾四旬,气衰者多有此疾,壮岁之时无有也。若肥盛则间有之,亦形盛气衰者如此。"从中可以了解到肥胖与中风之间的密切关系。

在日常生活中,必须重视"食饮有节"。一般以卫生、新鲜的清淡素食为主,不暴饮暴食;禁烟酒、浓茶、咖啡等刺激之品;注意选择低盐、低糖、低脂肪和胆固醇含量较低的食物;适量多食豆制品、蔬菜、水果等,少食或忌食动物内脏、肥肉、奶油等高胆固醇、高脂、高热量的食物。

第四节 脑卒中的药膳调理与现代医学治疗

一、脑卒中的药膳调理

针对不同证候,常用的药膳方有以下几种。

（一）阿胶滋肾膏

【配方】阿胶500 g，黄酒500 mL，黑芝麻100 g，核桃仁100 g。如有便秘或老年性咳喘而无糖尿病的患者，可加蜂蜜200 g。

【制法】先将阿胶烊化，兑入黄酒、蜂蜜，充分溶解后放入核桃仁、黑芝麻，冷却后切块。

【功效】滋阴补肾、养血活血、润肠通便。对卒中后阴虚、血瘀、便结患者有益。失眠患者还可以加入酸枣仁。

【用法】每日早晚服用。

【现代药理学研究】阿胶可促进血液循环，改善微循环；黑芝麻中的铁和维生素具有预防贫血、活化脑细胞的作用；核桃仁中的α–亚麻酸和神经鞘磷脂可激活半暗区的神经元功能，从而加速大脑功能的恢复；蜂蜜具有增强肠蠕动，显著缩短排便时间，改善便秘的作用；酸枣仁的皂苷成分可明显减少动物的自发活动，加快入睡速度，延长睡眠时间。

（二）山药莲子粥

【配方】莲子、山药、高粱米各100 g，枸杞子50 g。

【制法】将上述材料同煮，食粥。

【功效】健脾益气。本方能有效改善患者乏力症状，如有怕冷患者可加入少量红参，夏天食用以西洋参为佳。

【用法】每日1次，作主食服用。

【现代药理学研究】莲子具有抗氧化、降血糖、抗肿瘤、抗炎等药理作用，其中纤维素可增加排便体积和速度，减轻直肠压力，防止便秘的发生；山药具有抗氧化、抗衰老、调节脾胃的作用，可促进胃肠内容物排空，有助于消化，改善便秘症状。

（三）桂圆芡实粥

【配方】桂圆、芡实各25 g，糯米100 g，酸枣仁、蜂蜜各20 g。

【制法】先将糯米、芡实洗净，然后加入桂圆肉和适量清水，用大火烧开，小火煮25分钟，再加入酸枣仁，煮20分钟。

【功效】温补肾阳、收敛固涩。尤其适用于夜尿频繁的老年人。

【用法】食用前调入蜂蜜,早晚各服用1次。

【现代药理学研究】桂圆中含有的黄酮类化合物具有抗氧化作用,通过清除自由基,减少脑内自由基对脑细胞的损伤,从而改善记忆;芡实的乙醇、乙酸乙酯、正丁醇提取物均能起到延缓衰老、改善学习记忆能力的作用。

(四)桂花粥

【配方】桂花30 g,生薏苡仁100 g,燕麦100 g。

【制法】先煮薏苡仁,米熟汤成后再下桂花、燕麦,食粥。

【功效】祛除肝火。

【用法】每日1次,作主食服用。

【现代药理学研究】桂花具有抗氧化、抗炎、抗病毒等药理作用;薏苡仁具有抗氧化及提高免疫力的作用,添加薏苡仁的肠内营养液可以改善脑卒中患者的肠黏膜通透性。

(五)百合养心粥

【配方】柏子仁50 g,百合50 g,生薏苡仁50 g,燕麦50 g。

【制法】以上材料同煮,食粥。

【功效】清心泻火。特别适合心火亢盛的失眠患者。

【用法】每日1次,作主食服用。

【现代药理学研究】柏子仁具有改善睡眠、镇静、益智和神经保护作用;百合具有止咳祛痰、镇静催眠、免疫调节、抗氧化、抗炎、抗应激损伤等药理作用。

(六)薏米莲子羹

【配方】生薏苡仁50 g,莲子50 g,红枣50 g。

【制法】以上材料同煮,食粥。

【功效】健脾益气、燥湿化痰、活血通络。

【用法】每日1次,作主食服用。

二、脑卒中的现代医学治疗策略

(一)静脉溶栓治疗

静脉溶栓是目前最主要的恢复血流措施,临床上常用药物包括重组组织型纤溶酶原激活剂、尿激酶和替奈普酶。其中重组组织型纤溶酶原激活剂和尿激酶是我国目前使用的主要溶栓药。现认为有效挽救半暗带组织的时间窗为4.5小时或6小时内。

(二)抗血小板治疗

对于不符合静脉溶栓或血管内取栓适应证,且无禁忌证的缺血性脑卒中患者,应在发病后尽早口服阿司匹林(150~300 mg/d)治疗。急性期可改为预防剂量(50~300 mg/d)。

(三)抗凝治疗

抗凝治疗所用药物包括普通肝素、低分子量肝素钠、类肝素、口服抗凝剂和凝血酶抑制剂。但对大多数急性缺血性脑卒中患者,不推荐无选择地早期进行抗凝治疗。特殊情况下溶栓后还需抗凝治疗的患者,应在24小时后使用抗凝剂。

(四)降纤治疗

降纤治疗使用的药物有降纤酶、巴曲酶、蚓激酶、蕲蛇酶。对不适合溶栓并经过严格筛选的脑梗死患者,特别是高纤维蛋白原血症患者可选用降纤治疗。

(五)他汀类药物治疗

观察性研究显示他汀类药物可改善急性缺血性脑卒中患者的预后。动脉粥样硬化脑梗死患者脑卒中发病后,应尽早使用他汀类药物开展二级预防。

（六）神经保护治疗

依达拉奉是一种抗氧化剂和自由基清除剂。国内外多项随机双盲安慰剂对照试验提示该药物能改善急性脑梗死的功能结局且安全,还可改善接受阿替普酶静脉溶栓患者的早期神经功能。

第五节 脑卒中的中医药治疗

中医治病讲究辨证论治。脑卒中的辨证顺序为先辨中经络(患者是否意识清楚)再辨中脏腑(患者是否昏厥)。

中脏腑还需辨闭证还是脱证。闭证指的是牙关紧闭,口噤不开,两手握固,大小便闭,肢体强痉;脱证指的是目合口张,手撒肢冷,汗多,大小便自遗,肢体软瘫。闭证还要辨郁阳闭还是阴闭。阳闭表现为身热面赤,气粗鼻鼾,便秘,舌苔黄腻;阴闭指的是面白唇紫,痰涎壅盛,四肢不温,舌苔白腻。

最后辨病期是急性期、恢复期还是后遗症期。一般发病后2周以内为急性期,2周后或1个月至半年内为恢复期,半年以上为后遗症期。

（一）中经络

1. 风痰阻络证

临床表现:手足麻木,突发口眼歪斜,舌强语謇,语言不利,口角流涎,甚至半身不遂。

治法:祛风化痰通络。

代表方:大秦艽汤加减方。

常用中药:秦艽、川芎、当归、羌活、白芍等。

现代药理学研究表明:大秦艽汤可改善缺血再灌注大鼠神经学评分、脑梗死体积百分比、脑含水量百分比和血液流变学指标,从而减轻脑损伤。

2. 风阳上扰证

临床表现:经常头晕头痛,耳鸣目眩,口眼突然歪斜,舌强语謇,或手足重滞,半身不遂,舌质红苔黄。

治法: 平肝潜阳,活血通络。

代表方: 天麻钩藤饮加减。

常用中药: 天麻、钩藤、石决明、桑寄生、牛膝等。

现代药理学研究表明: 天麻钩藤饮具有改善脑缺血再灌注动物学习记忆障碍的作用,以及能通过降低N–甲基–D–天冬氨酸受体活性、抑制兴奋性氨基酸神经毒性等途径而发挥脑保护的作用。

3. 阴虚风动证

临床表现: 平常头晕耳鸣,腰酸,口眼突然歪斜,言语不利,半身不遂,舌质红,少苔。

治法: 滋阴潜阳,息风通络。

代表方: 镇肝熄风汤加减。

常用中药: 白芍、天冬、玄参、龟甲、赭石等。

现代药理学研究表明: 镇肝熄风汤通过抑制内皮素、肿瘤坏死因子表达以及局部炎症反应,调节局部水液代谢,影响含半胱氨酸的天冬氨酸蛋白水解酶蛋白凋亡途径,对抗缺血引起的神经细胞凋亡,恢复正常的递质转运以及物质代谢,从而改善脑损伤。

(二)中脏腑

1. 闭证(痰热内闭证)

临床表现: 身热面赤,气粗鼻鼾,大便秘结,舌苔黄腻。

治法: 通腑泄热,息风化痰。

代表方: 桃仁承气汤加减。

常用中药: 桃仁、芒硝、大黄、甘草等。

现代药理学研究表明: 桃仁承气汤能降低大鼠血液黏度,以及血胆固醇、纤维蛋白原和血糖水平,也能降低小鼠的纤维蛋白原含量,从而改善脑卒中的症状,并促进神经功能的恢复。

2. 闭证(痰湿蒙窍证)

临床表现: 面白唇暗,静卧不烦,四肢不温,痰涎壅盛,苔白腻。

治法: 化痰息风,解郁开窍。

代表方：涤痰汤加减。

常用中药：茯苓、橘红、半夏、竹茹、枳实等。

现代药理学研究表明：涤痰汤可通过抑制大鼠缺血一侧脑组织肿瘤坏死因子的表达以及细胞凋亡而改善大鼠整体状态、神经功能缺损程度、脑组织含水量、脑组织病理形态学，具有较好的神经保护作用。

3. 脱证（阴竭阳亡证）

临床表现：目合口张，鼻鼾细微，手撒肢冷，汗多，大小便自遗，肢体软瘫。

治法：回阳、救阴、固脱。

代表方：参附汤、生脉散。

常用中药：人参、附子、麦冬、五味子、山萸肉等。

现代药理学研究表明：参附汤可以清除自由基和过氧化物，提高组织细胞的耐缺氧和抗应激能力，减轻脑缺血时的组织损伤和再灌注损伤，并能降低血液黏度，减少血小板聚集，从而改善微循环，也有利于神经功能的恢复。生脉散可以降低反复缺血再灌注模型小鼠脑内的一氧化氮和丙二醛含量，对小鼠脑部缺血缺氧具有明显保护作用。

（三）恢复期

1. 风痰瘀阻证

临床表现：口眼歪斜，失语，半身不遂，肢体麻木，苔滑腻。

治法：化痰、行瘀、通络。

代表方：解语丹加减方。

常用中药：白附子、全蝎、白僵蚕、羌活、石菖蒲、远志、胆南星、天麻等。

现代药理学研究表明：解语丹可以通过抗炎、清除自由基、抗凋亡等方面减轻自由基对大脑神经细胞的毒性，降低其凋亡及氧化应激损伤，提高神经细胞的存活率，还可以通过抗血栓、抑制血小板聚集等方面预防与治疗脑组织缺血再灌注损伤，起到抗脑缺血缺氧的作用。

2. 气虚络瘀证

临床表现：肢软无力，面色萎黄，舌质淡紫或存在瘀斑。

治法：益气养血、化瘀通络。

代表方：补阳还五汤加减。

常用中药：黄芪、当归、赤芍、川芎、地龙等。

现代药理学研究表明：补阳还五汤能降低动物全血高、低切黏度，血细胞比容，血浆比黏度和血小板聚集率，同时降低血清胆固醇和甘油三酯含量，从而改善中风后遗症。

3. 肝肾亏虚证

临床表现：半身不遂，患肢僵硬，舌红少苔。

治法：滋养肝肾。

代表方：左归丸和地黄饮加减方。

常用中药：熟地黄、山药、菟丝子、龟甲胶、山茱萸、麦冬、五味子等。

现代药理学研究表明：左归丸通过上调脑源性神经营养因子，从而改善大鼠缺血后记忆力。而地黄饮则明显促进神经干细胞的增殖与分化，改善大鼠神经功能缺损和减少脑梗死体积。

(四)其他防治方法

生活中应主动选择健康的生活方式，合理膳食，适当运动（特别是多做益脑运动）。当发现一些脑卒中先兆症状，如一过性视物不清，打嗝不止等，应立即到医院检查，防止病情进一步加重。就医时间应该控制在4.5小时或6小时内，防止脑卒中的不可逆损伤。

1. 预防方法

先灸双侧足三里、悬钟，后灸双侧涌泉穴。每日灸1次，每穴灸15分钟，以局部皮肤红润为度。直至症状消失1周后为止。或每年从立冬日起，将艾点燃，对准关元穴灸15分钟，灸至局部皮肤红润为度。连灸100天，可预防中风发生。

2. 康复期治疗

推拿：适用于中风恢复期的半身不遂，取风池、肩井、天宗、曲池、手三里、合谷、环跳、阳陵泉、委中、承山等穴。

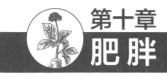

第十章 肥胖

第一节 概 述

一、肥胖的定义

肥胖是指一定程度上明显超重与脂肪层过厚,是体内脂肪(尤其是甘油三酯)积聚过多而导致的一种状态。

二、肥胖的流行病学

根据世界卫生组织最新的数据,全球有超过10亿人患有肥胖症,其中包括6.5亿成年人、3.4亿青少年和3900万儿童。根据《中国居民营养与慢性病状况报告(2020年)》,这个比例在中国成年人中更是超过了50%。成年居民(≥18岁)超重率为34.3%、肥胖率为16.4%,这是全国性调查报告中该数据首次超过50%。同时,1/5(19%)的6~17岁儿童和青少年、1/10(10.4%)的6岁以下儿童存在超重或肥胖。按照绝对的人口数来计算,全国已经有6亿人超重和肥胖,这个数字在全球也是位居第一位。

三、肥胖的病因及临床表现

(一)病因

1. 遗传因素

遗传因素能影响体重指数、皮下脂肪厚度及内脏脂肪量。遗传不仅影响肥胖的程度,并且对脂肪分布类型也有很大的影响,其中对内脏脂肪分布的影响尤为明显。遗传也决定了过度饮食后体重增加的敏感性。遗传可影响个体的基础代谢率、食物的热效应和运动的热效应。能量的支出受遗传因素的影响,个体能量支出的差异可达40%以上。个人体力活动的多少也显著受到遗传的影响。家庭中父母喜欢运动者,其子女长大后也喜欢经常运动。

2. 神经内分泌和饮食因素

人的下丘脑有两个调节摄食活动的神经核,一个是腹内侧核,称饱食中枢;另一个是腹外侧核,称饥饿中枢。如果饱食中枢受到损伤,引起摄食过量,就非常容易发生肥胖。

3. 情绪

情绪对人类的进食行为也有显著的影响,当精神过度紧张、忧虑或悲伤时食欲就被抑制;而当脱离紧张状态、心情舒畅时,食欲则增加,也容易导致肥胖的发生。也存在着长期精神压力导致饱食中枢异常,摄食量增加的情况。正常成年人能量的摄入和支出长期维持平衡,使机体脂肪量维持恒定,保持体重不变;如果进食过多,摄入的能量超过机体的消耗量,则多余的能量可转化为脂肪,使体重增加。研究证实高脂肪、高热量饮食对肥胖的发生有直接的影响。虽然没有统一的摄食数量标准,但可以肯定地说,肥胖者均有进食过多的现象。除此之外,还有一些其他行为因素和疾病因素等原因可造成肥胖。

(二)临床表现

肥胖症患者的临床表现各不相同,一般表现为体型肥胖。女性肥胖患者,脂肪主要分布在腰以下;男性肥胖患者,脂肪主要分布在腰部以上。

肥胖患者容易出现以下问题:①由于长期负重常出现肌骨酸痛,导致体力活动减少,加重肥胖;②心脏负担增加;③高血压发生率比正常体重者高3倍;④内分泌代谢紊乱:肥胖妇女子宫内膜癌发病率升高;肥胖男性结肠癌、直肠癌和前列腺癌的发病率也较体重正常者为高。

四、肥胖的诊断标准

1. 体内脂肪含量

按体内脂肪的百分比含量计算，一般正常体重的男性约为15%，女性约为22%。如果男性＞25%，女性＞30%，则可诊断为肥胖症。

2. 体重指数

世界卫生组织规定成年人的BMI＞30为肥胖，根据我国目前人口的肥胖发生率和发展情况，专家提出我国以BMI＞25为肥胖标准。

3. 相对体重

相对体重(%)=(实际体重 − 标准体重)/标准体重×100，大于20%为肥胖。

综上所述，肥胖是一种对健康危害很大的身体状态。它不仅提示一种体型的庞大，更提示了体内多种功能的紊乱。了解肥胖及其干预措施尤为必要。

第二节　肥胖的生活方式、运动、行为和饮食调理

作为一种慢性疾病，肥胖的治疗不可一蹴而就。短期的减重治疗后，患者常常出现复发式的体重反弹。因此，生活方式干预在肥胖的调理当中占据不可或缺的地位。在减重后，生活方式调理也对长期体重维持必不可少。

世界卫生组织的报告显示，日本是全世界肥胖率最低的国家之一，并且是发达国家中肥胖率最低的国家(2022年约为4.3%)，美国的肥胖率则高达36.2%。为何日本人能保持如此低的肥胖率呢？因为他们坚持低热量、搭配丰富的饮食，避免高热量食物和多油多盐，既可以保证食材的鲜美和多样化，

又能减少脂肪堆积；出行方式上，他们也多以步行、骑单车代替打车、开车，加快热量的消耗，避免肥胖的产生。肥胖的生活方式调理重点是通过改变饮食、运动和行为习惯来减少能量摄入及增加机体活动。

一、饮食习惯干预

对于减肥，很多人有"节食减肥"的错误观念。据调查显示：刚开始节食的人，体重都下降了（平均降低了21.1kg）。但是长期来看，所有人的平均体重比节食之前还要高3.6kg。而且长期的节食可能会导致女性月经不调等不良的生理反应。因此，均衡膳食才是真正有利于减肥的饮食干预。

在过去十年中，人们对膳食常量营养素组成对体重变化的影响进行了大量研究。对低碳水化合物、低脂肪、低血糖负荷和膳食替代品方案4种最广泛使用的饮食干预的研究表明，虽然短期内低碳水化合物饮食可以更大程度地减轻体重，但长期来看，与膳食组成相比，限制热量摄入才是更加关键的因素。

（一）控制摄入的总热能

每千克人体脂肪约含有122 595 kJ的热量，因此要想减掉1 kg脂肪，必须减少约122 595 kJ的热量摄入。如果每天减少摄入2 000~3 000 kJ的热量，则需要10~14天才能实现减掉1 kg脂肪的目标。减肥绝对不可操之过急。一般来说以标准体重决定合适的热量摄入量，即每天摄入的热量为83.7~104.6 kJ/kg。一般规定年轻男性每天热量的摄入低限为5860 kJ，年轻女性为5021 kJ，这对维护减肥者的健康具有重要意义。

（二）合理配比营养素

因为热量摄入受到限制，所以一定要有必需营养素的供给，才能保证人体正常的生理功能。在膳食减肥过程中，三大产热营养素的分配至关重要。分配原则是蛋白质占总热能的20%~30%，脂肪占25%~30%，碳水化合物占40%~55%。蛋白质多选用牛奶、鱼、鸡、鸡蛋清、瘦肉等；限制动物脂肪的摄入，同时也能保证必需脂肪酸的摄入。

（三）限制食盐和胆固醇

食盐能引起口渴和刺激食欲，从而增加体重，故食盐以3~6 g/d为宜；少吃或不吃胆固醇丰富的食物，如蛋黄、鱼子、动物内脏、动物脑。

（四）增加蔬菜等富含膳食纤维的食物

按正常标准，保证饮食中有足量维生素和矿物质。多进食蔬菜，因为蔬菜中含有丰富的维生素且热能低，并有饱腹感。肥胖患者常有便秘的问题，适当增加膳食纤维的摄入有助于缓解便秘，所以也提倡食用富含膳食纤维的食物。

（五）改变烹调方法及进食餐次

宜采用蒸、煮、烧、氽、烘烤等烹调方法，忌用油煎、油炸的方法。合理搭配植物油和动物油。

（六）养成良好的膳食习惯

纠正不良的饮食习惯是减肥成功的关键。肥胖者常见不良饮食习惯有不吃早餐，午餐和晚餐很丰盛，晚餐进食过量，爱吃零食、甜食，进食速度过快等。吃东西时速度不宜过快，否则当自己感觉吃饱时，已经吃得太多了。

（七）忌饮酒

在进行膳食调理期间要忌饮酒。酒类主要含有乙醇，每1 ml乙醇可产热量29.3 kJ。饮酒常常导致摄入的热量过高，致使减肥失败。

二、运动调理

研究表明，保持运动对长期体重管理至关重要。短时间中等强度的运动对减轻体重同样具有积极作用，如10分钟的慢跑。全天多次的短时间运动与一次长时间的体育运动同样有效。此外，一些能增加能量消耗的生活习惯也具有效果，譬如步行上下班等。

三、行为疗法

养成记录自己行为的习惯是行为疗法的关键。记录监测自己的每日食物摄入、运动情况以及体重,能够增加对自身行为方式的认知,增强减肥的动力与信心,同时也是进一步改善生活方式的依据。

四、自我激励和心理支持

坚持良好的个人生活习惯不易。要做到长期坚持生活方式调理,就有必要建立自我激励与结伴互助的机制。例如设定阶段性坚持目标,目标达成后给予自己奖励。此外,来自朋友或家人的支持同样可以改善减肥效果。

五、药膳调理

对于处于脂肪代谢紊乱初期的肥胖症易感人群,除了通过运动和饮食调理改善,还可以结合中医基础理论,搭配药食同源的药膳饮食改善脂肪代谢,预防肥胖症的发生。常用的药膳包括:

(一)山楂菊花决明茶

【配方】菊花10 g,决明子25 g,山楂25 g。

【制法】将决明子、菊花、山楂片同泡茶饮。或将山楂及决明子加水先煎30分钟,最后加入菊花,熄火焖5分钟左右。

【功效】消食导滞,清肝明目。适用于饮食积滞、体质壮实的肥胖人士。

【现代药理学研究】菊花、山楂所含的黄酮类化合物能降低血脂,促进脂肪代谢;决明子中的苷类、水溶性多糖、蒽醌类等成分可能通过结合脂肪酸或调控脂肪代谢相关基因,从而达到降脂、调节脂肪代谢的作用。

(二)参芪鸡丝冬瓜汤

【配方】党参、黄芪各20 g,鸡肉约250 g,新鲜连皮冬瓜约250 g,调味料适量。

【制法】将药材洗净,冬瓜连皮洗净切块。将鸡肉切丝,连药材入锅,加适量水。当鸡肉煮至八成熟,再加入冬瓜。待冬瓜熟透后,再加盐调味。

【功效】补气健脾,利水消肿。适用于脾虚痰湿型的肥胖人士。

【现代药理学研究】党参总皂苷能降低总胆固醇、总甘油三酯,改善脂肪代谢;黄芪多糖能降低血脂,减少肝脏脂质沉积,改善脂肪代谢;冬瓜中的丙醇二酸能控制体内的糖转化为脂肪,从而防止体内脂肪堆积,同时冬瓜是不含脂肪的食品,能改善脂肪代谢,防止肥胖。

(三)双苓黄瓜汤

【配方】猪苓5 g,茯苓10 g,黄瓜150 g,西红柿、豆腐各100 g,麻油8 g,盐少量。

【制法】将豆腐切块,黄瓜切片,西红柿切厚片待用。水1200 mL、豆腐及纱布包好的猪苓、茯苓同煮约15分钟;除去纱布袋,放入西红柿略煮后,将黄瓜放入,盐少量;出锅后加入麻油,即可食用。

【功效】清热祛湿,利水消肿。适用于痰浊内盛,湿热蕴结的肥胖人士。

【现代药理学研究】猪苓多糖能降低体内总甘油三酯、胆固醇水平,改善脂肪代谢;茯苓醇提取物可以通过降低高脂饮食小鼠体内一氧化氮的含量,提升超氧化物歧化酶活性,降低血脂,改善脂质代谢,同时茯苓多糖具有保肝及改善脂肪代谢的作用;黄瓜和黄豆(豆腐)中都具有植物甾醇,有降低胆固醇水平的效果,而黄豆(豆腐)中的豆类蛋白也可改善脂肪代谢,有一定减肥降脂的作用。

综上所述,肥胖的生活饮食调理可以总结为"少吃一口,多迈一步"。"少吃一口"是指少吃一口油腻高脂、高盐、高糖的食物,维持体内的膳食平衡;"多迈一步"是指多运动增加体内脂肪的消耗,防止其堆积造成肥胖。其次是时刻保持一个舒畅的好心情,积极向上的状态亦为维持体内脂肪正常代谢的保证。此外,通过药膳调理,食用降脂减肥的食物,改善膳食平衡,恢复脂质代谢,也可起降脂减肥之效。

第三节 肥胖的中医药治疗与现代医学治疗

肥胖的治疗方式主要分为3种：生活方式干预、药物治疗及外科手术治疗。生活方式干预为一线治疗方案。当生活方式干预无效，不能使体重减轻5%，BMI指数仍＞28时，推荐进行药物治疗；对亚洲人群，当BMI≥32.5时，则推荐其进行外科手术治疗。在肥胖患者的常见药物治疗中，无论是中药还是西药，均应在医生指导下遵医嘱正确使用。

一、肥胖的中医药治疗

从中医基础理论的角度来看，肥胖的病因归结于"脾失健运"。脾五行属土，主运化水谷，输布精微，运行水液。故脾失健运，则水湿凝聚不化而生痰。"痰"作为病理产物堆积于体内，过多的脂肪也是"痰"的一种，过度堆积导致肥胖的产生。

基于"脾失健运"的病因，肥胖的常见证型有5种：痰湿壅阻、胃热滞脾、脾虚湿阻、气滞血瘀、脾肾阳虚。

（一）痰湿壅阻证

治以化痰渗湿。药用陈皮、法半夏、茯苓、苍术、泽泻、莱菔子等。经典方为"理气和中兼燥湿，一切痰饮此方珍"的二陈汤。

现代药理学研究表明：二陈汤可以降低脂肪乳剂灌胃造模的肥胖小鼠的高甘油三酯和胆固醇水平，起到轻身降脂的作用。

（二）胃热滞脾证

治以清泻胃热、通腑化浊。药用生大黄、枳实、泽泻、栀子、泽兰、生山楂、芒硝、蒺藜等。经典方剂为：小承气汤加减。小承气汤的保肝作用可能与改善脂肪代谢进而降脂减肥的作用相关。

（三）脾虚湿阻证

治以健脾化湿。方用六君子汤、防己黄芪汤、参苓白术散等加减。这些方药可通过促进消化吸收，进而降脂减肥。

（四）气滞血瘀证

治以疏肝理气、活血化瘀。方用血府逐瘀汤加减。

现代药理学研究表明：血府逐瘀汤可以降低冠心病、心绞痛、高脂血症等肥胖症继发性疾病患者的甘油三酯、胆固醇、低密度脂蛋白水平，起到降脂的作用。

（五）脾肾阳虚证

治以健脾补肾、温阳化气以利水。方用金匮肾气丸或济生肾气汤加减。

现代药理学研究表明：金匮肾气丸能降低高脂饮食动物模型的高胆固醇、总甘油三酯、α–脂蛋白水平，起到降脂减肥，预防高血压等继发性疾病的作用。

二、肥胖的现代医学治疗

目前在临床上使用的减肥药，根据其作用机制可分为三大类：食欲抑制剂、抑制肠道消化吸收类药物、增加机体产热和耗能的药物，均应遵医嘱使用。

（一）食欲抑制剂

食欲抑制剂主要为5–羟色胺（5–HT）能药物。

代表药物：芬氟拉明、右旋芬氟拉明、氟西汀、氯卡色林。

作用特点：通过对中枢的兴奋作用来影响下丘脑饱食中枢，使患者食欲下降。该药同时可引起神经中枢兴奋性增强，睡眠减少，消耗增加，从而使体重减轻。

副作用：有失眠、精神紧张及心慌等交感神经兴奋现象，长期服用可成瘾。

注意：此类药物长期服用可成瘾，高血压、冠心病、甲状腺功能亢进和肥胖型糖尿病患者均不宜用此药。

此外还有肾上腺素能药物、单胺氧化酶再摄取抑制剂等。

（二）抑制肠道消化吸收类药物

抑制肠道消化吸收类药物主要为脂肪酶抑制剂。

代表药物：奥利司他。

作用特点：可抑制脂肪酶，阻止脂肪分子分解，从而减少脂肪的吸收。该药还可明显降低肥胖患者的血脂，是一种安全的减重药物。

副作用：该类药物可导致胃肠道功能紊乱、呼吸道感染、头痛、月经失调、焦虑、易疲劳等；还能够影响脂溶性维生素的吸收，造成脂溶性维生素缺乏。

注意：长期应用应注意适当补充脂溶性维生素。不推荐有胃肠道疾病、胆汁淤积症或进行过胃肠道手术的患者服用奥利司他。

此外还有葡萄糖苷酶抑制剂、双胍类降糖药等。

（三）增加机体产热和耗能的药物

1. 中枢兴奋药

代表药物：麻黄碱、氨茶碱、咖啡因等。

作用特点：该类药物能促进脂肪氧化、增加能量消耗，抑制食欲，但往往需要较大的剂量才能达到减肥效果。

副作用：对这类药物较敏感的患者使用后易产生焦虑、兴奋、失眠等不良反应。

注意：有心绞痛的患者应慎用。

2. 激素类药物

代表药物：甲状腺激素、生长激素、瘦素。

作用特点：甲状腺激素可以促进能量消耗，从而使体重下降，但只有在大剂量时才有明确的减肥作用。

生长激素对人类脂肪组织的发育具有重要作用，尤其是年龄在20岁以下的青年人。儿童和成人的生长激素缺乏均可导致肥胖，因此生长激素在这类肥胖患者的治疗中具有很好的疗效。

瘦素的产生减少也可导致肥胖,由于人体编码瘦素的基因受长非编码RNA调控,对于瘦素基因失调的患者,注射瘦素可以作为有效治疗方法。

副作用:甲状腺素可损害心脏,加速蛋白质分解,引起肌肉病变和骨软化;瘦素的副作用包括心率增加、嗜睡和脱水等。

注意:可采用低剂量甲状腺素治疗肥胖症,但必须在医生指导下进行。

综上所述,中西医理论体系对肥胖的理解不同,但通过对应的药物治疗均能起到一定的疗效效果。西药治疗副作用较为显著,要严格控制用法用量。

(四)手术治疗

对于重度肥胖,单纯节食和体能锻炼难以获得明显效果,减重手术是更为长期有效的方法。减重术又称肥胖症手术,是针对严重肥胖的人群,以减肥为目的的一系列外科医疗治疗手段。

减重术包括:①通过植入设备(胃束带、胃内水球)控制胃容量;②通过缩胃手术或者缩短小肠、胃旁路手术等物理缩小胃容量。

主要手术方式分为以下几类。

1. 袖状胃切除手术

原理:减少胃容量,降低刺激产生饥饿感的激素分泌。

优点:不改变胃肠道的生理状态,不干扰食物的正常消化、吸收过程。

2. 胃旁路手术

通过在胃的上部建一个小胃囊限制食物摄入量,并通过远端空肠和小胃囊吻合,使食物绕过胃大部、十二指肠和第一段空肠,极大地控制食物摄入吸收。

原理:改变肠道结构、关闭大部分胃功能,减少胃的空间和小肠的长度。

优点:减重效果明显,治疗效果可望长期保持。

尽管肥胖症的手术疗法减肥效果明显,但只能作为各种综合减肥疗法的辅助性措施,不能代替合理节制饮食、中西药的治疗,更不能代替以健美为目的的运动疗法。只有真正遵循健康的生活方式,掌握运动调理、饮食调理、药膳调理和遵医嘱合理使用药物治疗等方法,人们才能真正远离肥胖,远离"四高"等慢性疾病,实现"快乐工作40年,健康活到100岁"的长远目标。

69